LA RAZÓN DE TU PESO

Dra. Carla Gauna

LA RAZÓN DE TU PESO

LIBERO
GRUPO EDITORIAL

Gauna, Carla
La razón de tu peso -1.ª ed. - Ciudad Autónoma de Buenos Aires: Tahiel, 2025.
172 p. 23 cm x 15 cm.

ISBN 978-987-758-866-8

1. Nutrición. 2. Cuidado del Cuerpo. I. Título.
CDD 158.1

Mentor editorial, corrector y maquetador:
Julián Kronn Díaz (JOTA)

Directora Editorial
Yanina Orrego

Ilustradora
Joana Antonelli

info@grupolibero.com
www.grupolibero.com
Av. Rivadavia 6743 (Loc. 71)

A mis hijos, Fran y Cata, por ser el motor de mi vida.

A Gaby, por ser apoyo incondicional siempre.

A Jime, por ser quien sin quererlo
me empujó a este camino.

A Carol Scondras, porque sin ella esta obra
no estaría en tus manos.

Índice

Prólogo.....17

Introducción.....19

PARTE 1: Tu historia, tu peso.....23

CAPÍTULO 1: El punto de partida 25

Etapa 1: La Infancia - Las raíces de tu historia.....26

Etapa 2: La adolescencia - El despertar del cuerpo.....29

Etapa 3: La vida adulta - Hábitos, hitos y el presente.....31

Paso 1. La Historia.....31

Paso 2. Dibujá el mapa de tu peso.....33

Paso 3: El reloj de tus hábitos.....36

Paso 4: Una mirada profunda a tu alimentación.....38

CAPÍTULO 2: Las piezas encajan 43

Parte 1: Las cartas que recibiste (factores biológicos).....43

Parte 2: Cómo se jugó la partida en casa (factores ambientales).....46

Un vistazo al interior: ¿Cómo crece el tejido adiposo en la infancia?.....47

Períodos vulnerables para "fabricar más globos"................48

Pausa y reflexión: Tu checklist personal...........................49

CAPÍTULO 3: La tormenta hormonal 51

La tormenta perfecta: ¿Qué es la pubertad?.......................51

Cuando el tejido adiposo entra en escena y cambia la música......52

Las consecuencias: ¿Qué pudo haber pasado en tu cuerpo?....54

Pausa y reflexión: Tu checklist de la adolescencia......................56

CAPÍTULO 4: La vida en el laberinto 57

1. El termostato interno: La teoría del "set point"................57

2. La trampa del "efecto rebote": El círculo vicioso de las dietas...58

3. Los puntos de inflexión y las crisis vitales.......................59

4. Los actores invisibles que mueven los hilos....................60

5. Los grandes hitos hormonales de la mujer.......................61

Pausa y reflexión: tu checklist de la vida adulta................63

CAPÍTULO 5: Tu punto de partida hoy 65

¿Qué es el peso corporal?..66

El engaño del IMC: Una historia de seguros y promedios ..66

La verdadera radiografía: La composición corporal.............68

Descifrando tu mapa corporal: grasa y músculo................68

Pausa práctica: Interpretá tu propio estudio........................70

PARTE 2: La biología detrás de tu peso............................73

CAPÍTULO 6: El director de orquesta y los mensajeros del hambre 75

Acto 1: El hambre de necesidad (homeostático)................76

Acto 2: El hambre de deseo (hedónico / emocional)...........77

¿Qué pasa en el cerebro de una persona con obesidad?.....79

Tu brújula del hambre: Aprendé a diferenciarlos................80

Dos secretos finales sobre el hambre................................81

CAPÍTULO 7: La señal de stop 83

El gran desafío: Estar presente para poder percibir.............84

El equipo saciante: Los alimentos que envían la señal de stop....84

Detrás de cámaras: la biología detallada de la señal de stop....86

El sistema alterado: ¿Qué sucede en la obesidad?.............87

Pausa práctica: Tu checklist y la escalera del hambre.......89

CAPÍTULO 8: Tu jardín interior 91

Los tres grandes roles de tu jardín interior..........................92

El jardín en desequilibrio: La disbiosis...............................92

Cuando los habitantes se mudan al lugar equivocado: SIBO e IMO..93

Cómo cultivar un jardín sano: Pre, pro y posbióticos...........94

CAPÍTULO 9: La montaña rusa de la energía 97

El ABC de los carbohidratos: Glucosa, almidón y fibra........97

El motor en equilibrio: Cómo funciona la insulina...............98

Cuando el sistema se desborda: La resistencia a la insulina ...99

La montaña rusa de la glucosa y sus síntomas................100

El primer paso para bajar de la montaña rusa.................101

CAPÍTULO 10: Tu presupuesto energético 103

Tu presupuesto de gastos: los pilares de tu metabolismo 104

Los ladrones del metabolismo: ¿Por qué se vuelve "lento"? 105

El objetivo final: Recuperar tu flexibilidad metabólica 105

La gran conclusión de la biología: no estás rota, estás adaptada 106

BONUS PRÁCTICO: La revolución del NEAT y tu plan de acción.107

PARTE 3: Poniendo la biología a tu favor: Hábitos que transforman 109

CAPÍTULO 11: El movimiento como aliado 111

Tu caja de herramientas del movimiento..........................112

¿Qué dice la ciencia? (La versión simplificada)................113

Tu plan de acción: Construyendo el hábito sin abrumar.....114

Claves para un movimiento sostenible (y placentero).......116

CAPÍTULO 12: El hábito olvidado 117

Primera razón: tu motor interno necesita refrigerante......117

Segunda razón: no todas las bebidas juegan en el mismo equipo...118

Tercera razón: el servicio de limpieza de tu cuerpo............119

Tu plan de acción: estrategias para un hábito poderoso......119

CAPÍTULO 13: El botón de reinicio 121

El viaje nocturno de tu cuerpo: reparación y reseteo.........121

Los ladrones del sueño en el mundo moderno.................122

El reloj maestro y el caos metabólico..............................123

El cerebro cansado: hambre, antojos y malas decisiones........124

Tu plan de acción: Estrategias para un sueño reparador..........126

CAPÍTULO 14: Tu cuerpo en modo supervivencia 127

La alarma interna: cortisol, el mensajero de la emergencia 127

El estrés reescribe tu biología 128

El secuestro de tus hormonas del apetito 129

BONUS PRÁCTICO: Tu plan para gestionar el estrés y sincronizar tu ritmo 130

CAPÍTULO 15: Tu plato como herramienta 133

Parte 1: Los arquitectos de tu plato 133

Parte 2: El ritmo de tu día (las reglas de tiempo) 135

Parte 3: La práctica en el plato (construyendo tus comidas) 135

Parte 4: Un zoom a los carbohidratos 136

BONUS: Tu caja de herramientas nutricionales 138

PARTE 4: Construyendo tu Road Map 141

CAPÍTULO 16: El mapa sos vos 143

Parte 1: Tu diagnóstico completo (la foto del presente)..143

Parte 2: El impacto real en tu salud (complicaciones asociadas) 147

Parte 3: Descifrando tu biología: ¿Cuál es tu patrón dominante? 149

Parte 4: Tu biología en foco: El mecanismo clave detrás de tu patrón....155

Una nota clave sobre el tratamiento farmacológico 157

EPÍLOGO: Recomendaciones finales para vos..........159

Tu caja de herramientas (lo que podés empezar a hacer hoy) 159

Cuándo buscar ayuda profesional (señales de alerta) 161

La mentalidad para un viaje sostenible....161

Un nuevo comienzo....163

BIBLIOGRAFÍA....167

Prólogo

¿Quién no se ha peleado con el espejo? Es una batalla que libramos a diario. Por alta, por baja, por joven o por vieja, siempre hay algo que corregir. Las de rulos se planchan y las lacias se hacen la permanente. Años cubriendo el cuerpo para evitar ver tus piernas, tu busto, tu abdomen. Y, claro, el peso, esa cifra que parece definir nuestro valor.

Para eso llega este libro. Para darnos una pausa, una tregua, y entender, como su título indica, la razón de tu peso.

Estas páginas no son un manual de dietas. Son una invitación a bajarte de esa balanza que tanto te castiga y a analizar el verdadero peso: el de las emociones, la historia, y los patrones que operan en tu cabeza. Es la puerta de entrada a un profundo **cambio de mirada**.

¿Qué darías por dejar de castigarte?

Conocí a la Dra. Carla Gauna en un grupo de emprendedoras. Fuimos un trío inseparable —junto a otra empresaria—, donde éramos sencillamente Carla, Vero y Caro, enfocadas en armar nuestros programas de formación. Allí, en nuestro "mundito", supe de su gran proyecto. Recuerdo el café un domingo donde hablamos de esta "loca idea" de convertir su conocimiento en un libro.

La invité a sumarse a uno de mis cursos de escritura para darle forma y ella aceptó. Con una disciplina de soldado, siguió cada instrucción al pie de la letra, creando la obra en tiempo récord, lo que le valió el mote cariñoso de "Sarmiento". De esa disciplina y ese sueño, nació la meta de presentarlo en la Feria del Libro de Buenos Aires. Y hacia allí vamos.

Pero el mayor logro es personal. Al verla crear esta obra, ella, sin saberlo, hizo realidad un deseo mío: **transformó el rechazo de mirarme al espejo por compasión y alegría**. Lejos de pelearme con mi cuerpo, hoy puedo comprenderlo, abrazarlo y agradecerle por tanto.

¿Qué darías por mirarte con orgullo?

Carol Scondras

Introducción

A menudo me preguntan si mi libro nace de una lucha personal con el peso. La respuesta es no. Pero sí de una lucha que comparto con muchas mujeres: la de no sentirse conforme con la imagen que devuelve el espejo. Crecí con una madre muy exigente que me inculcó un ideal de perfección y, aunque la balanza nunca fue mi problema, comprendo perfectamente las complejidades que atravesamos en relación a la mirada del otro y, sobre todo, a la nuestra. Creeme que comprendo plenamente la búsqueda de habitar el cuerpo que te haga sentir plena.

Mi camino como médica no fue diferente. Siempre supe que quería ayudar a otros, pero no desde la "magnificencia de salvar vidas", sino desde la intimidad de ser ese pequeño grano de arena que siembra una transformación. Por eso, mi primera especialidad fue medicina interna. Quería una mirada global, sentarme con mis pacientes y escucharlos, porque todo en la vida está conectado con lo que se expresa en nuestra salud. Fue así, en medio de mi vorágine laboral y al transformarme en mamá, que necesité buscar un equilibrio. Fue el destino que me trajo hasta aquí. Por casualidad, o quizás no, una amiga me arrastró a especializarme en diabetes y luego fui yo quien la arrastró a ella a especializarse en obesidad y nutrición. Han pasado ya 15 años de ese comienzo y hoy este campo se transformó en el gran proyecto de mi vida.

A lo largo de mis años, he visto a mis pacientes transitar por innumerables procesos para bajar de peso, algunos exitosos, otros no tanto. Cuando les pregunto por los tratamientos que han hecho, las respuestas son variadas: la dieta keto, la mediterránea, los batidos en polvo, la homeopatía, los preparados magistrales y un largo etcétera. Pero cuando la pregunta es: "¿Cuál creés que es la razón de tu peso?", la respuesta no llega. Se hace un silencio.

Parece una pregunta tonta, ¿no? Pero ¿cómo saber cuál es el mejor tratamiento para una persona si no conocemos la causa de fondo? Y así, vas a la deriva, de dieta en dieta, sin comprender qué funciona y por qué. Mucho menos sabés qué hacer para mantener el peso que perdiste, y nadie te ha dicho cuáles son los puntos clave que tenés que analizar para entender por qué no podés manejar tu peso.

Para eso está *La razón de tu peso*. Este libro es una invitación a que revises los distintos factores que influyeron en que hoy tengas el peso que tenés. Es un análisis aplicable a cada persona, porque el problema no está en el número de la balanza, sino en cómo tu cuerpo regula tu peso corporal. Si comprendiéramos lo que hay detrás de esto, entenderíamos por qué la mayoría de las dietas fracasan. Entenderíamos que, si bien la alimentación es una parte importante, necesitamos hacernos cargo de muchos otros factores para lograr un equilibrio. No un equilibrio en la balanza, sino en la compleja red que regula nuestro peso.

Mi propósito es que descubramos juntas qué hay detrás de todo esto. Recordá que este libro no reemplaza una evaluación médica individual, porque sos un ser único, pero sí busca darte una mirada profunda sobre lo que podría estar pasándole a tu cuerpo. En cada capítulo, te dejaré consejos prácticos y actividades para que puedas implementar.

Por otro lado, te sugiero que completes las actividades que te propongo. Esto te permitirá conectar la información con tu propia historia y comprender mejor el origen de tus dificultades.

¡Bienvenida a este viaje de autodescubrimiento!

PARTE 1
Tu historia, tu peso

CAPÍTULO 1

El punto de partida

Construí tu historia

Te propongo que comencemos por acá. Para poder interpretar nuestro presente, lo primero es mirarnos y saber de dónde partimos.

Tu peso está definido por dos grandes fuerzas: por un lado, la biología que opera detrás y que quizás no conocés; por otro, tu propia historia, esa que seguro conocés pero que quiero invitarte a mirar de una forma diferente.

Este capítulo está diseñado para que lo uses como un **diario terapéutico**. ¿Qué significa esto? Escribir es, en sí mismo, un proceso de sanación. Quiero que vuelques acá la información de tu historia para que nos sirva como un **mapa de ruta** a lo largo de todo el libro. Será nuestra guía para mirar, entender y reinterpretar juntas.

Te pido que te tomes este proceso con calma. Buscá un momento y un espacio que te inviten a la reflexión para hacerlo todo de una vez.

Ahora sí, manos a la obra.

Etapa 1: La Infancia - Las raíces de tu historia

En esta primera parte, te invito a sumergirte en tu primera infancia. Algunas preguntas pueden requerir la ayuda de tu mamá o de algún familiar cercano. Y si sos mamá, te invito a pensar en estas preguntas también como un factor determinante en la historia del peso de tus hijos.

1. ¿Cuál era el peso de tu mamá antes de quedar embarazada de vos? (Bajo peso, normopeso, sobrepeso, obesidad).

   ____

2. ¿Recordás si tu mamá tuvo alguna particularidad o complicación durante el embarazo?

   ____

3. ¿Sabés cuánto peso aumentó durante la gestación?

   ____

4. ¿Con qué peso naciste?

   ____

5. ¿Naciste por parto natural o por cesárea?

   ____

6. ¿Recibiste lactancia materna? Si es así, ¿por cuánto tiempo?

   ____

7. ¿Tenés hermanos? ¿Cuántos?

____

8. ¿Alguno de tus hermanos ha tenido problemas con su peso en algún momento de su vida? ¿Y actualmente?

____

9. ¿Qué relación ha tenido tu mamá con su propio peso a lo largo de su vida?

____

10. ¿Y tu papá? ¿Qué relación ha tenido él con su peso?

____

11. Cuando pensás en tu infancia, ¿qué recuerdo tenés de tu propio peso?

____

12. Si hubo aumentos de peso significativos en esa etapa, ¿podés relacionarlos con algún evento o situación de tu vida?

____

13. ¿Consultaste a algún profesional de la nutrición durante tu infancia?

____

14. ¿Tuviste que hacer algún tratamiento para el peso? De ser así, ¿recordás cuál fue?

____

15. ¿Recordás haber tenido alguna enfermedad importante durante tu niñez?

____

16. ¿Cómo describirías la alimentación en tu casa?

____

17. ¿Era común en tu casa la frase: "Tenés que terminarte todo el plato"?

____

18. En las reuniones familiares, ¿qué rol cumplía la comida? (Ej: celebración, afecto, obligación, etc.).

____

19. En ese momento, ¿tu peso era un problema para vos o para tu familia?

____

Etapa 2: La adolescencia - El despertar del cuerpo

Ahora vamos a sumergirnos en tu adolescencia, una etapa de profundos cambios físicos y emocionales.

1. ¿A qué edad tuviste tu primera menstruación?

____

2. ¿Recordás algún peso concreto de tu adolescencia? (Por ejemplo, a los 15 años o al terminar la secundaria).

____

3. En esa etapa, ¿hacías algún deporte o actividad física de forma regular?

____

4. ¿Qué recuerdo tenés de tu peso en la adolescencia y cómo te sentías con él?

____

5. ¿Cómo te sentías con tu cuerpo en comparación con tus amigos y amigas?

____

6. ¿Tu peso fue alguna vez un tema que te incomodó o condicionó a la hora de socializar?

____

7. ¿Qué imagen te devolvía el espejo y cómo te hacía sentir?

____

8. ¿Consultaste a un nutricionista en este período de tu vida?

____

9. Si lo hiciste, ¿seguiste algún plan para bajar de peso?

____

10. Si la respuesta es sí, ¿cuánto peso perdiste y durante cuánto tiempo lograste mantenerlo?

____

11. ¿Cuánto pesabas aproximadamente al terminar la secundaria?

____

12. Si hubo aumentos de peso en esta etapa, ¿podés relacionarlos con algún evento de tu vida?

____

Etapa 3: La vida adulta - Hábitos, hitos y el presente

Por último, vamos a sumergirnos en tu vida adulta. Acá no solo miraremos tu historia, sino también los hábitos que nos permitirán entender en qué áreas deberás enfocarte para construir tu plan en 3 pasos

Paso 1. La Historia

1. ¿Con qué peso aproximado comenzaste tu vida adulta?

   ____

2. Si aplica a tu historia, ¿con qué peso te casaste o comenzaste una convivencia?

   ____

3. Si tuviste hijos, ¿con qué peso iniciaste tu primer embarazo y cuánto peso ganaste?

   ____

4. Después del parto, ¿con qué peso quedaste? ¿Cuál fue el peso de tu bebé al nacer?
   - *(Si tuviste más de un hijo, respondé estas mismas preguntas para cada embarazo).*

   ____

5. ¿Cuál es el menor peso que recordás haber tenido en tu vida adulta?

   ____

6. ¿Y cuál es el mayor peso que recordás? ¿Qué creés que te llevó a alcanzarlo?

____

7. ¿Cuál es tu peso y tu altura actual?

____

8. ¿Cuál es el peso que te gustaría alcanzar?

____

9. Independientemente del número, ¿con qué peso te sentís cómoda y saludable?

____

10. En los últimos 10 años, ¿cuál ha sido el peso más estable que has logrado mantener?

____

11. ¿Has tenido alguna enfermedad importante en tu vida adulta?

____

12. ¿Tomás alguna medicación de forma crónica?

____

Paso 2. Dibujá el mapa de tu peso

Ahora vamos a usar estos datos para crear una herramienta visual muy poderosa. Te pido que traslades la información a una línea de tiempo.

Instrucciones:

1. **Marcá los puntos clave:** Graficá todos los pesos que recuerdes y que respondiste en las preguntas. No te preocupes por la exactitud, es una aproximación.

2. **Añadí los eventos de vida:** Ahora, sobre esa misma línea, escribí los eventos importantes que ocurrieron cerca de cada cambio de peso (mudanzas, inicio o fin de relaciones, embarazos, cambios de trabajo, pérdidas de seres queridos, etc.).

Gráfico de evolución de peso

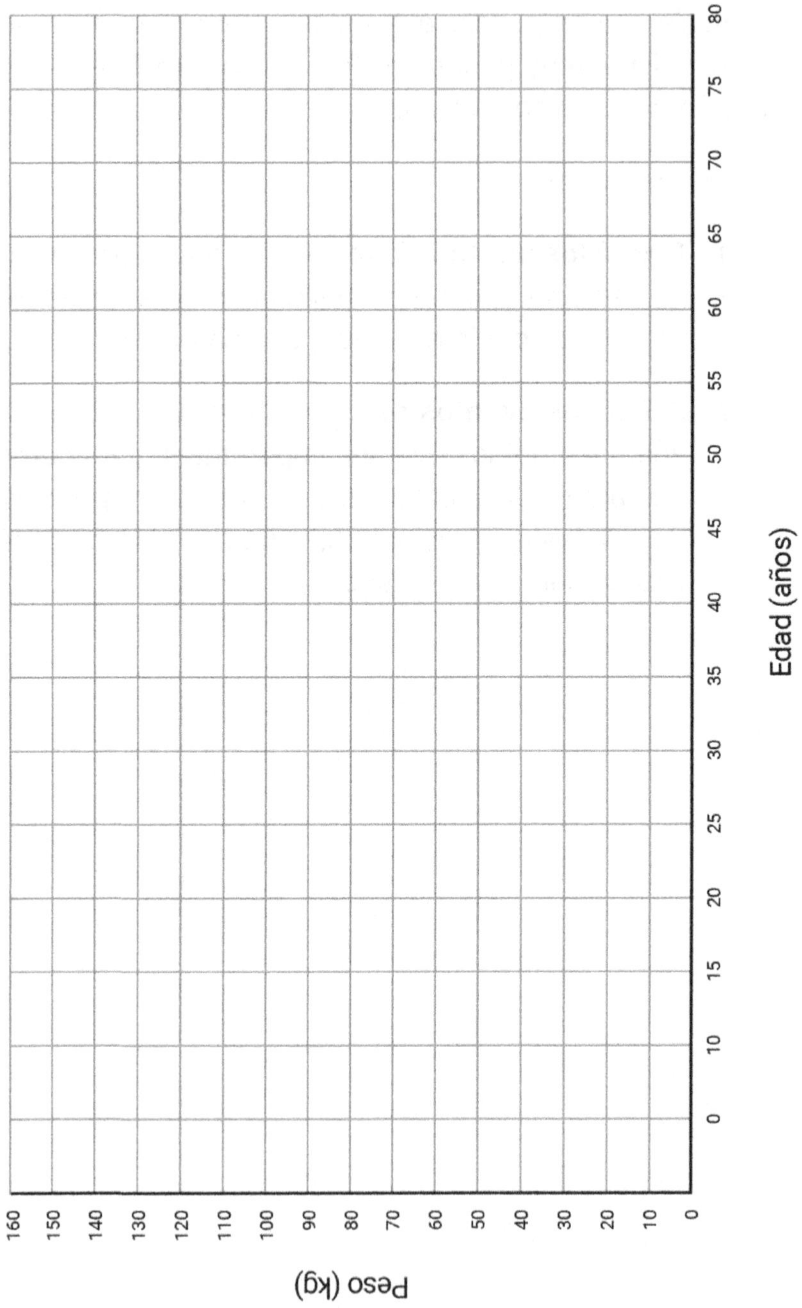

(En esta página, encontrarás un ejemplo visual de cómo construir tu línea de tiempo).

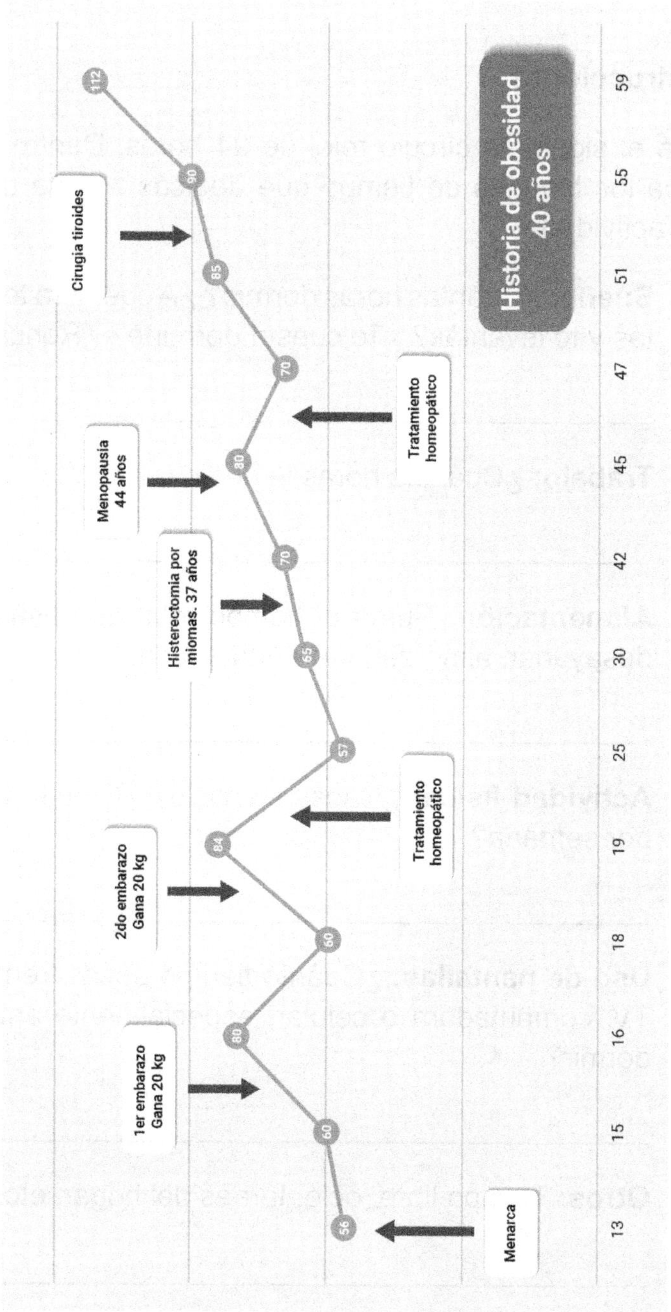

Paso 3: El reloj de tus hábitos

Esta herramienta te ayudará a visualizar cómo distribuís tu día.

Instrucciones:

Usá el siguiente círculo reloj de 24 horas. Dentro de él, coloreá los bloques de tiempo que dedicás a cada una de estas actividades:

1. **Sueño:** ¿Cuántas horas dormís? ¿A qué hora te acostás y te levantás? ¿Te cuesta dormirte? ¿Roncás?

   ____

2. **Trabajo:** ¿Cuántas horas le dedicás?

   ____

3. **Alimentación:** Sumá el tiempo total que usás para desayunar, almorzar, merendar y cenar.

   ____

4. **Actividad física:** ¿Hacés ejercicio? ¿Cuánto tiempo por semana?

   ____

5. **Uso de pantallas:** ¿Cuánto tiempo pasás frente a la TV, computadora o celular, especialmente antes de dormir?

   ____

6. **Otros:** Tiempo libre, ocio, tareas del hogar, etc.

   ____

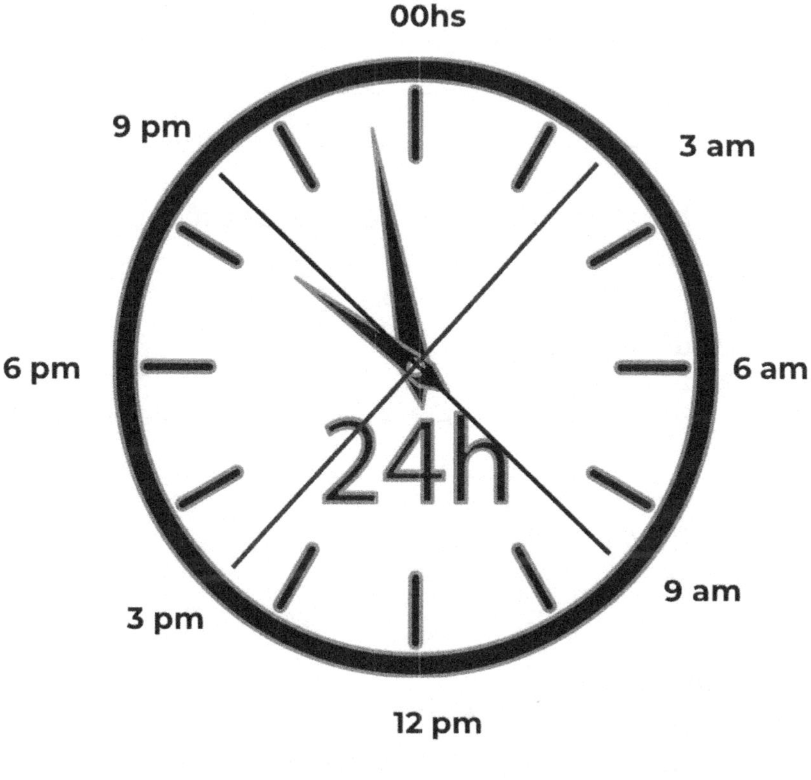
00hs
9 pm
3 am
6 pm
6 am
24h
9 am
3 pm
12 pm

Paso 4: Una mirada profunda a tu alimentación

Respondé con sinceridad sobre tus hábitos actuales.

Tu alimentación actual:

1. **Desayuno:**

   a) ¿Qué solés desayunar? ____________________

   ____

   ____

   ____

   b) ¿Lo hacés apenas te levantás o más tarde? ___

   ____

2. **Media mañana:**

   a) ¿Comés algo entre el desayuno y el almuerzo?

   ____

   b) ¿"Picoteás"? ______________________________

3. **Almuerzo:**

   a) ¿Cuáles son tus opciones habituales? _______

   ____

   ____

   ____

   ____

   ____

4. Media Tarde:

a) ¿Comés algo entre el almuerzo y la merienda/ cena? ___________________________

5. Merienda:

a) ¿Solés merendar? ___________________
____
____
____

b) ¿Cuáles son tus opciones? _____________
____
____
____

6. Cena:

a) ¿Cuáles son tus opciones habituales? _____
____
____
____

b) ¿"Picoteás" algo antes de cenar?

____

c) ¿Necesitás comer algo dulce después?

____

Tu conducta alimentaria:

1. **Hambre:**
   - ¿Sentís hambre al levantarte?

     ____

   - ¿Cómo percibís el hambre durante el día?

     ____

   - ¿Llegás a las comidas principales con mucha hambre?

     ____

2. **Saciedad:**
   - ¿Te pasa que, a las pocas horas de comer, volvés a sentir hambre? _________________

3. **Velocidad:** ¿Comés rápido?

   ____

4. **Porciones:**
   - ¿Considerás que tus porciones son grandes?

     ____

- ¿Solés repetir plato? ¿En qué comida?

  ____

5. Atracones:

- ¿Alguna vez sentiste que perdiste el control y comiste una gran cantidad de comida en poco tiempo (atracón)

  ____

- Si respondiste que sí: ¿Con qué frecuencia te ocurre (veces por semana o por mes)?

  ____

- ¿Alguna vez un atracón te llevó a provocarte el vómito?

  ____

CAPÍTULO 2

Las piezas encajan

Interpretando tu infancia

Si estás acá, es porque ya hiciste el valioso trabajo de sumergirte en tus recuerdos. Ahora, vamos a darle sentido a toda esa información.

Cuando nos preguntamos dónde empezó todo, solemos pensar que nuestra historia arranca el día que nacemos. Pero la realidad es que el partido no empieza cuando salimos a la cancha. Para cuando eso ocurre, ya nos han repartido una mano de cartas que condicionará nuestro juego.

Vamos a analizar esas cartas que recibiste sin poder elegirlas. Esto puede sonar un poco determinante, pero no lo es. Conocerlas te permite entender las reglas del juego y, lo más importante, te da el poder de cambiar la historia para las generaciones que vendrán.

Parte 1: Las cartas que recibiste (factores biológicos)

Estos son los factores que se definieron antes de que tuvieras cualquier poder de decisión. Son el "hardware" con el que empezaste.

1. El ambiente intrauterino: Tu primer hogar

Todo comienza en el útero materno. Durante esos nueve meses, no solo crecés, sino que recibís constantemente señales del exterior a través de tu mamá. Estas señales funcionan como el primer borrador del manual de instrucciones de tu cuerpo, definiendo cómo tus sistemas regularán el hambre y el peso en el futuro. Esto se conoce como epigenética.

- **El peso de tu mamá:** Tanto el bajo peso como el sobrepeso u obesidad de la madre antes y durante el embarazo pueden influir en el desarrollo de obesidad del hijo. El útero es un ambiente que "programa" al feto para el mundo que le espera. Una nutrición deficiente o excesiva envía señales que pueden predisponer al cuerpo a almacenar energía de manera más eficiente en el futuro.

- **El peso al nacer:** Haber nacido con bajo peso (menos de 2500 gramos) o con alto peso (más de 4000 gramos) son factores que aumentan el riesgo de obesidad en la vida adulta.

    - En el caso del bajo peso, el cuerpo suele realizar una "recuperación acelerada" en los primeros meses de vida, lo que puede programar un mayor desarrollo de tejido adiposo.

    - En el caso del alto peso, a menudo relacionado con la diabetes gestacional, el bebé ya ha estado expuesto a niveles más altos de glucosa e insulina, lo que puede sensibilizar su sistema para almacenar grasa.

- **Tabaquismo en el embarazo:** Se ha demostrado que la exposición al tabaco en el útero puede afectar los centros de regulación del apetito en el cerebro del bebé.

2. La herencia familiar: Más que solo genética

Es innegable que la genética juega un rol. El riesgo de obesidad es mucho mayor si uno o ambos padres la tienen. Sin embargo, es muy difícil separar cuánto de esto es puramente genético y cuánto es el ambiente familiar en el que crecemos, que es donde realmente aprendemos a relacionarnos con la comida y con nuestro cuerpo. El antecedente de obesidad familiar en los niños con obesidad se encuentra presente en un 70% de los pacientes, y se sabe que la posibilidad de que un niño la desarrolle es del 8% si ningún padre lo es, del 40% si uno de los dos padres tiene obesidad y cercana al 80% si ambos padres la tienen. En relación a esto, no es claro cuánto realmente se debe a un impacto genético directo y cuánto se deberá al ambiente familiar en el que estos niños son criados.

3. Parto vs. cesárea: Tus primeros compañeros de vida

La forma en que llegamos al mundo determina la primera colonización de nuestra microbiota intestinal, ese universo de microorganismos que vive en nuestros intestinos.

- El **parto vaginal** expone al bebé a la microbiota del canal de parto, lo cual se considera un factor protector.

- La **cesárea** lo expone a microorganismos de la piel. Múltiples estudios asocian la cesárea con un mayor riesgo de obesidad en el futuro, debido a estas diferencias en la microbiota inicial.

4. La lactancia materna: La primera programación metabólica

La leche materna es más que alimento. Contiene componentes bioactivos que ayudan a regular el metabolismo y el apetito del bebé. Por eso, una mayor duración de la lactancia materna se asocia con un menor riesgo de desarrollar obesidad. La introducción de alimentos sólidos antes de los seis meses también puede alterar esta programación natural.

Parte 2: Cómo se jugó la partida en casa (factores ambientales)

Acá es donde tu biología interactuó con el mundo. Estas son las costumbres y hábitos que aprendiste y que modelaron tu relación con la comida.

1. El ambiente en la mesa

¿Cómo era la alimentación en tu casa? La exposición a bebidas azucaradas, alimentos ultraprocesados o porciones muy grandes para un niño son factores clave. Los niños aprenden a comer por imitación y exposición. Si en casa no hay variedad, es difícil que un niño la desarrolle.

2. La conducta alimentaria: ¿Aprendiste a escuchar tu cuerpo?

Los bebés y niños pequeños tienen una capacidad innata para autorregular su apetito: comen cuando tienen hambre y paran cuando están satisfechos. Sin embargo, este mecanismo se puede desaprender.

- Frases como: "Tenés que terminarte todo el plato" o la obligación de comer porciones definidas por un adulto, y no por el propio cuerpo, enseñan al niño a ignorar sus señales internas de hambre y saciedad. Esto puede generar una desconexión que perdura hasta la vida adulta.
- Los niños tienen una preferencia natural por lo dulce (la leche materna es dulce). La aceptación de otros sabores, como el amargo de las verduras, requiere exposición repetida y paciencia. Las preferencias por alimentos muy grasos o azucarados son, en gran parte, aprendidas.

Un vistazo al interior: ¿Cómo crece el tejido adiposo en la infancia?

La ganancia de peso en la infancia es un proceso complejo donde interactúan la biología, la psicología y el entorno social. A diferencia de lo que pasa en un adulto, esto ocurre en un organismo en pleno crecimiento, lo que puede perpetuar un estado obesogénico a largo plazo.

Para entender por qué esta etapa es tan crítica, necesitamos hablar del tejido adiposo, compuesto por células llamadas adipocitos. Imaginá que estas células son como globos.

El tejido graso puede crecer de dos maneras:

1. **Hipertrofia:** Los "globos" que ya tenés se inflan y se hacen más grandes. Aumenta su volumen.
2. **Hiperplasia:** Fabricás "globos" nuevos. Aumenta el número total de globos que tenés.

En un adulto que gana peso, lo que ocurre principalmente es la hipertrofia (los globos se inflan). Pero en la infancia y la adolescencia, el cuerpo tiene la capacidad única de fabricar más globos (hiperplasia). Ese mayor número de células grasas te acompañará el resto de tu vida.

Períodos vulnerables para "fabricar más globos"

Existen tres etapas clave en las que tu cuerpo es especialmente propenso a crear nuevas células de grasa:

1. **El primer año de vida:** Al nacer, el tejido adiposo representa cerca del 13% de la masa corporal. Al año de vida, este porcentaje suele duplicarse, llegando a un 28%. En esta fase, el crecimiento se da fundamentalmente por hipertrofia (los globos se inflan).
2. **Entre los 5 y 7 años (el "rebote adipocitario"):** En este período, el tejido adiposo crece de ambas maneras: tanto por hipertrofia (los globos se inflan) como por hiperplasia (se fabrican globos nuevos). La edad

en que ocurre este rebote puede asociarse con un mayor riesgo de obesidad en la adultez.

3. **La pubertad:** Durante esta etapa, la acumulación de grasa ocurre principalmente por hiperplasia (se fabrican muchísimos globos nuevos), sin un cambio tan significativo en el tamaño de los ya existentes.

En resumen, una ganancia de peso excesiva en estas etapas no solo infla los "globos" que ya tenías, sino que crea más. Esto deja a tu cuerpo con una mayor capacidad y tendencia a almacenar grasa en la vida adulta.

Esto no es culpa tuya, es biología.

Pausa y reflexión: Tu checklist personal

Ahora que tenés toda esta información, volvamos a tu historia. Quiero que hagas una pausa y revises cuáles de estos factores resuenan con vos. Marcá los que apliquen a tu caso.

MI CHECKLIST DE LA INFANCIA

FACTOR	SÍ	NO
Tu mamá tenía bajo peso y obesidad al inicio del embarazo		
La ganancia de peso de tu mamá durante el embarazo fue demasiada		
Tu mamá tuvo diabetes gestacional en el embarazo		
Naciste por parto		
Naciste por cesárea		
Al nacer, tuviste bajo peso o alto peso		
Tuviste lactancia materna		
Has tenido sobrepeso u obesidad en la infancia		
¿La alimentación en casa en tu infancia era abundante?		
¿Tenías que terminarte el plato?		
Mamá tiene obesidad Papá tiene obesidad		

CAPÍTULO 3

La tormenta hormonal

Interpretando tu adolescencia

La adolescencia. Si hay una palabra para describirla, probablemente sea "cambio". Es una etapa de la vida en la que el cuerpo parece tener vida propia, transformándose de maneras que no siempre entendemos ni controlamos. Es un torbellino de cambios físicos y psicológicos que nos prepara para la vida adulta.

Como vimos en el capítulo anterior, la pubertad es uno de esos períodos vulnerables para la ganancia de peso, donde se pueden "fabricar más globos" (células de grasa). Pero ¿qué más sucede durante esta tormenta hormonal y cómo se relaciona con tu historia de peso? Vamos a descubrirlo.

La tormenta perfecta: ¿Qué es la pubertad?

Imaginá que tu cerebro es el director de una orquesta. Durante la pubertad, este director (específicamente, el eje hipotálamo-hipofisario) decide que es hora de empezar el concierto y envía las primeras señales (hormonas GnRH, LH y FSH) a los músicos principales: los ovarios en las chicas y los testículos en los chicos.

Estos, a su vez, empiezan a producir sus propios instrumentos: las hormonas sexuales (estrógenos, progesterona, testosterona). Este despertar hormonal provoca los cambios que todos conocemos y que son diferentes según el sexo:

- **En las chicas:** Aumenta tanto la masa muscular como la masa grasa. El cuerpo, preparándose para una potencial maternidad, redistribuye la grasa estratégicamente hacia las mamas, las caderas y los glúteos.

- **En los chicos:** Aumenta principalmente la masa muscular, mientras que el porcentaje de grasa corporal tiende a disminuir. La grasa que se acumula tiende a localizarse en la zona abdominal.

Estos cambios suelen empezar entre los 8 y 13 años en las niñas, y entre los 9 y 14 en los niños.

Cuando el tejido adiposo entra en escena y cambia la música

Hasta ahora, todo normal. Pero ¿qué pasa cuando hay un exceso de tejido adiposo (sobrepeso u obesidad) al inicio o durante esta etapa? El tejido graso no es un simple espectador; se sube al escenario y empieza a tocar sus propios instrumentos, a menudo desafinando y alterando toda la sinfonía hormonal.

Veamos cómo lo hace:

1. La leptina: La llave que abre la puerta de la pubertad

Para que la pubertad arranque, el cerebro necesita una señal de que el cuerpo tiene suficientes reservas de energía para afrontar un proceso tan demandante. Esa señal se la envía una hormona llamada leptina, que se produce principalmente en el tejido adiposo.

- La leptina funciona como una llave metabólica. Se necesita un nivel mínimo para que la pubertad comience y progrese.

- En adolescentes con obesidad, los niveles de leptina son mucho más altos. Este exceso de "llaves" puede hacer que, en las niñas, la pubertad se adelante.

2. El tejido adiposo como una "fábrica hormonal extra"

Esto es clave: el tejido graso se comporta como un órgano endocrino. Tiene la capacidad de tomar hormonas masculinas (andrógenos) y, a través de una enzima llamada aromatasa, convertirlas en hormonas femeninas (estrógenos).

Imaginá que tu cuerpo tiene su fábrica principal de hormonas (los ovarios). Un exceso de tejido graso es como construir una segunda fábrica, no autorizada, que produce estrógenos sin parar. Esto crea un desequilibrio hormonal que tiene consecuencias directas.

3. El problema del transporte: demasiadas hormonas "sueltas"

Las hormonas sexuales viajan por la sangre unidas a una proteína que las transporta (SHBG). En personas con obesidad, la cantidad de esta proteína transportadora disminuye. El resultado es que hay más hormonas "libres" o "sueltas" circulando por el cuerpo, causando efectos de manera descontrolada.

Las consecuencias: ¿Qué pudo haber pasado en tu cuerpo?

Este desajuste en la orquesta hormonal, provocado por el exceso de tejido adiposo, puede explicar muchas de las cosas que recordaste en el cuestionario.

En las chicas:

- **Alteraciones en el inicio de la pubertad:** Puede adelantarse (pubertad precoz) o, más raramente, atrasarse.
- **Irregularidades menstruales:** El exceso de estrógenos de la "fábrica extra" y las hormonas "sueltas" puede provocar ciclos irregulares o incluso la ausencia de menstruación (amenorrea). Muchas veces, una pérdida de peso del 10% es suficiente para que los ciclos se regularicen en un 80% de los casos.
- **Síndrome de Ovario Poliquístico (SOP):** La obesidad está íntimamente ligada al desarrollo de SOP, una condición hormonal compleja que afecta la ovulación y el metabolismo.

En los chicos:

- **Pubertad tardía:** A diferencia de las chicas, en los varones con obesidad la pubertad puede retrasarse. El exceso de estrógenos (producidos por la conversión en el tejido graso) envía una señal al cerebro para que frene la producción de hormonas masculinas.

- **Ginecomastia:** Es el desarrollo de tejido mamario en los hombres, y es una consecuencia directa del aumento de estrógenos.

Ver la presencia de alguno de estos eventos en tu historia puede ser una pista, más allá de tu propio recuerdo del peso, de que existió sobrepeso u obesidad en esta etapa de tu vida.

Pausa y reflexión: Tu checklist de la adolescencia

Ahora es tu turno de conectar los puntos. Basándote en lo que acabas de leer y en tus recuerdos, marcá los factores que resuenan con tu experiencia.

MI CHECKLIST DE LA ADOLESCENCIA

FACTOR	SÍ	NO
Tuve mi primera menstruación antes de los 11 años.		
Mis ciclos menstruales eran muy irregulares.		
Fui diagnosticada con Síndrome de Ovario Poliquístico.		
Recuerdo haber tenido sobrepeso u obesidad en mi adolescencia.		
Mi peso me generaba incomodidad al socializar.		
La imagen que me devolvía el espejo me hacía sentir mal.		
Hice mi primera "dieta" en esta etapa de mi vida.		

CAPÍTULO 4

La vida en el laberinto

Interpretando tu vida adulta

Llegamos a la vida adulta, el capítulo más largo de nuestra historia. Es una etapa de hitos y rutinas, de responsabilidades y crisis inesperadas. Es un verdadero laberinto donde factores que nunca antes habíamos considerado empiezan a jugar un papel protagónico en nuestro peso.

Si en la infancia te repartieron las cartas y en la adolescencia la orquesta hormonal empezó a tocar, en la vida adulta te toca jugar esa partida en un tablero que cambia constantemente. Vamos a explorar las reglas de este complejo juego, tanto las biológicas como las psicoemocionales. Porque a la hora de entender qué nos pasó, todo cuenta.

1. El termostato interno: La teoría del "set point"

¿Alguna vez sentiste que tu cuerpo "lucha" por volver a un peso determinado, sin importar lo que hagas? No estás imaginándolo. Tu cuerpo tiene un mecanismo de defensa llamado "set point" o punto de ajuste.

Imaginá que tu cerebro tiene un termostato para la grasa corporal. Este termostato está programado para mantener un nivel de reservas de energía (grasa) que considera seguro para sobrevivir.

- **Cuando perdés peso:** Tu cerebro lo interpreta como una amenaza, como si estuvieras en una hambruna. Inmediatamente, activa las alarmas:
  - **Aumenta el hambre:** Te bombardea con hormonas que te gritan "¡Comé!".
  - **Ralentiza el metabolismo:** Pone al cuerpo en "modo ahorro de energía", quemando menos calorías en reposo.
- **Cuando ganás peso:** El cerebro intenta contrarrestarlo, pero este mecanismo es mucho menos eficiente que el de defensa contra la pérdida.

Este "set point" no es fijo para siempre, pero es la razón principal por la que mantener una pérdida de peso es tan difícil. **Tu cuerpo no está en tu contra; está tratando de protegerte** según una programación biológica muy antigua.

2. La trampa del "efecto rebote": El círculo vicioso de las dietas

Ahora que entendés el "set point", podés ver por qué las dietas restrictivas a menudo terminan en un círculo vicioso.

1. **Restricción:** Empezás una dieta muy estricta. Al principio funciona y perdés peso.

2. **Alarma biológica:** Tu "termostato" se enciende. El hambre aumenta brutalmente y tu metabolismo se vuelve más lento. Secretás más hormonas de hambre y menos hormonas de saciedad (otra vez, tu biología).

3. **Abandono:** Luchar contra esa señal de alarma es agotador y, eventualmente, insostenible. Volvés a tus hábitos anteriores.

4. **Recuperación acelerada:** Con el metabolismo enlentecido y el hambre por las nubes, tu cuerpo se vuelve una esponja para almacenar energía. Recuperás el peso perdido y, a menudo, un poco más. Y ¡ojo! El peso que recuperás es solo tejido adiposo.

5. **Culpa y frustración:** Sentís que "fracasaste", lo que daña tu autoestima y te prepara para buscar la siguiente "solución mágica", reiniciando el ciclo.

3. Los puntos de inflexión y las crisis vitales

La vida adulta está llena de eventos que, aunque maravillosos o necesarios, pueden alterar por completo nuestro ecosistema psicoemocional y, en consecuencia, nuestro peso.

- **El pasaje a la vida adulta:** La mudanza de la casa familiar, empezar la universidad, la independencia... Todo esto implica un cambio radical de hábitos. Manejar tus tiempos, cocinar por tu cuenta y la interrupción de la actividad física son factores clave.

- **La vida en pareja y el matrimonio:** Adaptarse a los hábitos de otra persona, compartir más comidas sociales y cambiar rutinas puede llevar a un aumento de peso gradual.
- **La vida laboral y profesional:** Un trabajo sedentario, los almuerzos rápidos, los horarios rotativos o comer por ansiedad en la oficina son factores poderosos.
- **Disrupciones emocionales:** Separaciones, duelos por la pérdida de seres queridos, despidos o crisis económicas son eventos que ponen al cuerpo en estado de alerta y desorganizan por completo nuestras rutinas. No menosprecies su impacto.

4. Los actores invisibles que mueven los hilos

Además de los grandes eventos, hay otros factores más silenciosos pero igual de influyentes.

- **Medicamentos:** Ciertos fármacos de uso crónico, especialmente antidepresivos o similares, pueden tener como efecto secundario el aumento de peso, ya sea alterando el apetito o el metabolismo.
- **El NEAT (Gasto Energético por Actividad No Asociada al Ejercicio):** Son las calorías que quemamos en nuestras actividades diarias que no son ejercicio formal: caminar, subir escaleras, limpiar, jugar con tus hijos. En un mundo sedentario, la pérdida de NEAT es un factor clave.

5. Los grandes hitos hormonales de la mujer

Quiero detenerme en dos períodos que son una verdadera revolución para el cuerpo femenino.

A. El embarazo y el posparto

El embarazo es una combinación de factores fisiológicos, hormonales y de estilo de vida que pueden llevar a un aumento de peso excesivo. El cuerpo produce hormonas que aumentan el apetito y la retención de líquidos, mientras que la fatiga puede reducir la actividad física.

Un punto crucial es el peso que lográs estabilizar en el posparto. No lograr volver al peso previo al embarazo puede ser un determinante clave en la evolución de tu peso a lo largo de los años. Es fundamental que identifiques si uno o varios embarazos fueron los principales disparadores de tus aumentos de peso.

B. La perimenopausia y menopausia (EL GRAN CAMBIO)

Esta es una de las fases más críticas. La caída de los estrógenos (hipoestrogenismo) provoca una tormenta perfecta:

- **Metabolismo más lento:** Se debe a la pérdida natural de masa muscular. El cuerpo empieza a quemar menos calorías.
- **Redistribución de la grasa:** La grasa tiende a acumularse en la zona abdominal y visceral. El cuerpo cambia la forma en que almacena energía.

- **Aumento del apetito (especialmente por grasas):** El desequilibrio hormonal afecta a las señales de hambre y saciedad en el cerebro. Disminuyen las señales que te dicen: "¡Estoy llena!" y aumentan las que te incitan a comer alimentos más calóricos.

Como consecuencia, entrás en un período donde tu cuerpo gasta menos energía y, a la vez, te pide consumir más. Si a esto se le suma la disrupción del sueño, común en esta etapa, tenés todos los ingredientes para una ganancia de peso significativa.

Pausa y reflexión: tu checklist de la vida adulta

Es hora de conectar esta información con tu línea de tiempo. Marcá los factores que reconocés en tu propia historia.

MI CHECKLIST DE LA VIDA ADULTA

FACTOR	SÍ	NO
He hecho múltiples dietas y he sufrido el "efecto rebote".		
Mi peso aumentó al independizarme o ir a la universidad.		
Mi peso aumentó después de casarme o empezar a convivir.		
No logré volver a mi peso previo después de mis embarazos.		
Mi trabajo actual es mayormente sedentario.		
He vivido eventos de vida muy estresantes (duelos, separaciones, etc.) que coincidieron con aumentos de peso.		
Tomo alguna medicación crónica que pueda afectar mi peso.		
He subido de peso a partir de los 40-45 años (perimenopausia).		
Considero que mi estilo de vida general es poco activo (bajo NEAT)		

CAPÍTULO 5

Tu punto de partida hoy

Más allá de la balanza

En los capítulos anteriores, viajamos al pasado para construir tu historia. Ahora, vamos a enfocarnos en el presente, en lo que te está pasando hoy. Y para eso, tenemos que empezar por desarmar a ese viejo conocido que tanto te condiciona: **el número en la balanza.**

Durante años, ese número ha sido el juez implacable. Nos ha dicho si estamos "bien" o "mal", nos ha comparado con otros y nos ha susurrado al oído la famosa y anticuada regla: "Tu peso ideal es tu altura en centímetros menos 100".

Recuerdo perfectamente a mi mamá, exbailarina clásica, repitiéndome la versión más exigente: "Menos 110". Así crecí yo, y a pesar de nunca haber tenido problemas de peso, siempre sentí que *podría* estar pesando menos. Sé que esto te resuena. Así es como se crea el estigma y nos paramos del "lado incorrecto" de la balanza.

Pero si estás acá es para entender la *razón* de tu peso. Entonces, es hora de hacernos una nueva pregunta: ¿cuánto importa realmente ese número?

¿Qué es el peso corporal?

El peso en realidad es el resultado de múltiples componentes: masa ósea, masa grasa, masa muscular, tejidos blandos, agua corporal total, etc.

La modificación de cada uno de estos componentes a lo largo de la vida irán dando diferentes resultados en lo que terminamos viendo en la balanza.

Entonces realmente, ¿sirve el peso de la balanza convencional? Y dejo esta pregunta abierta para responderte más adelante.

El engaño del IMC: Una historia de seguros y promedios

Con los años, surgió un parámetro más "científico": el famoso Índice de Masa Corporal (IMC), que relaciona tu peso con tu altura al cuadrado ($Peso / Talla^2$).

Pero ¿sabías que el IMC nunca fue diseñado como una medida de salud individual?

- Nació en 1832 como una observación estadística de un matemático llamado Quetelet.
- Fue popularizado en los años 70 por el Dr. Ancel Keys como una forma de estandarizar estudios poblacionales.
- Y finalmente, en los años 80, las aseguradoras de salud norteamericanas lo adoptaron. Descubrieron que, estadísticamente, las personas con un IMC entre 20 y

25 tenían menor riesgo de mortalidad. Y así, casi por conveniencia, se estableció ese rango como “normal”.

Basándonos en estos resultados, así es como aún evaluamos a las personas en base al IMC.

Clasificación	**IMC (kg/m2)**		
	Clasificación internacional	Población asiática	Guías japonesas
Bajo Peso	<18.5		<18.5
Rango Normal	≥18.5 and <25	≥18 and <23	≥18.5 and <25
Preobesidad	≥25 and <30	≥23 and <25	
Obesidad	≥30	>25	
Obesidad clase I	≥30 and <35		≥25 and <30
Obesidad clase II	≥35 and <40		≥30 and <35
Obesidad clase III	≥40		≥35 and <40
Obesidad clase IV			≥40

Múltiples estudios han demostrado que en función de cuán lejos está el IMC del parámetro de normalidad, la posibilidad de estar enfermos es mayor y fue lo que ha perpetuado el uso de este índice en la comunidad médica para definir bajo peso, sobrepeso y obesidad y la toma de decisiones en consecuencia.

Si todavía no lo hiciste, te invito a que hagas este cálculo con tu peso.

Esto tan solo empezará a aproximarnos a donde estás parado.

El IMC es útil para estudiar grandes poblaciones, pero es una herramienta muy imprecisa para evaluar la salud de una persona. ¿Por qué? Porque no distingue de qué está hecho tu peso.

La verdadera radiografía: La composición corporal

Aquí es donde todo cambia. Tu peso no es un bloque sólido; es la suma de muchos componentes: huesos, músculos, grasa, agua, órganos... El IMC ignora todo esto.

Imaginemos a dos personas con el mismo IMC de 30:

- **Juan:** Pesa 86 kg y mide 1.69 m.
- **Pedro:** Pesa 93 kg y mide 1.78 m.

Ambos tienen "Obesidad Grado I" según el IMC. Pero sus cuerpos podrían ser completamente diferentes. Uno podría tener un alto porcentaje de grasa y poco músculo, y el otro, una gran masa muscular y un porcentaje de grasa saludable.

El IMC no ve la diferencia, pero tu salud sí.

Descifrando tu mapa corporal: grasa y músculo

Para entender tu salud, necesitamos mirar dentro. Herramientas como la bioimpedanciometría (esas balanzas especiales con sensores en pies y manos) nos dan un mapa detallado de nuestra composición.

1. No toda la grasa es igual

Tu cuerpo tiene, a grandes rasgos, dos tipos de grasa:

- **Grasa subcutánea:** Es la que está debajo de la piel. Ocupa espacio y genera volumen, pero es de menor riesgo.

- **Grasa visceral:** Esta es la grasa "peligrosa". Se acumula entre y dentro de tus órganos (hígado, páncreas) cuando la grasa subcutánea ya no tiene espacio. Es metabólicamente muy activa y su exceso está directamente relacionado con el hígado graso, la resistencia a la insulina, la diabetes y el riesgo cardiovascular.

La localización de la grasa importa más que la cantidad total de peso. Por eso hay personas con sobrepeso y laboratorios perfectos, y personas con peso "normal" pero con problemas metabólicos.

2. El músculo: Tu motor metabólico

El músculo no solo te da fuerza y sostiene tu esqueleto; es tu principal motor para quemar energía. La cantidad de masa muscular que tenés es uno de los mayores determinantes de tu Tasa Metabólica Basal (TMB), es decir, las calorías que tu cuerpo gasta en reposo, simplemente por existir.

Una TMB baja (un "metabolismo lento") suele estar asociada a una baja masa muscular, a menudo como resultado de múltiples ciclos de dietas restrictivas sin el estímulo adecuado.

Pausa práctica: Interpretá tu propio estudio

Si tenés un estudio de composición corporal (como un InBody), es el momento de usarlo. Si no, esta guía te servirá para cuando te hagas uno. Vamos a analizar los puntos clave.

1. **Masa muscular (masa músculo-esquelética):** Se expresa en kilos. Buscá que tu valor esté dentro o, idealmente, por encima del rango normal sugerido para tu cuerpo. ¡Más músculo casi siempre es mejor!

2. **Masa grasa corporal:** Aquí miramos dos datos:

    - **Porcentaje de grasa corporal (%):** Este número es más importante que los kilos.

        - **Mujeres:** Normal (20-29.9%), Sobrepeso (30-35%), Obesidad (>35%).

        - **Hombres:** Normal (10-19.9%), Sobrepeso (20-25%), Obesidad (>25%).

    - **Grasa visceral (nivel):** El valor normal es menor o igual a 10. Por encima de 10, el riesgo metabólico aumenta significativamente.

Fijate en este ejemplo real: una persona con IMC "normal" pero con un porcentaje de grasa de obesidad, colesterol alto e hígado graso. Este es el caso perfecto que demuestra por qué el peso no importa tanto como la composición.

InBody

[InBody120]

ID	Altura	Edad	Sexo	Fecha / Hora de la prueba
250925-1	159cm	35	Femenino	25.09.2025. 14:53

Análisis de Composición Corporal

Cantidad total de agua en el cuerpo	Agua Corporal Total	(L)	30.7	(27.0~33.1)
Para producir los músculos	Proteínas	(kg)	8.3	(7.2~8.9)
Para fortalecer los huesos	Minerales	(kg)	2.98	(2.50~3.06)
Para almacenar el exceso de energía	Masa Grasa Corporal	(kg)	30.6	(10.6~17.0)
La suma de lo anterior	Peso	(kg)	72.5	(45.1~61.1)

Análisis de Músculo-Grasa

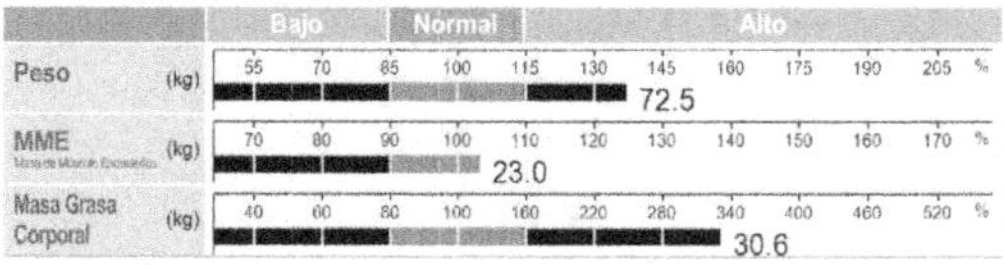

Análisis de Obesidad

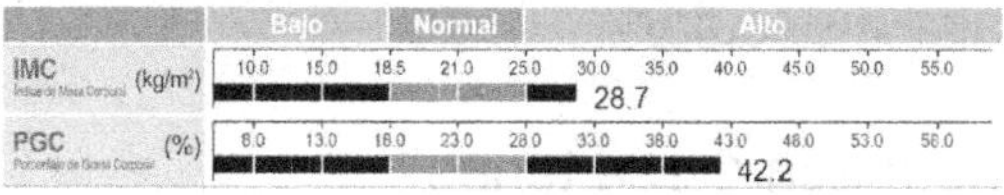

Masa magra / % / Evaluación

Masa de grasa / % / Evaluación

Análisis de Masa Magra Segmental

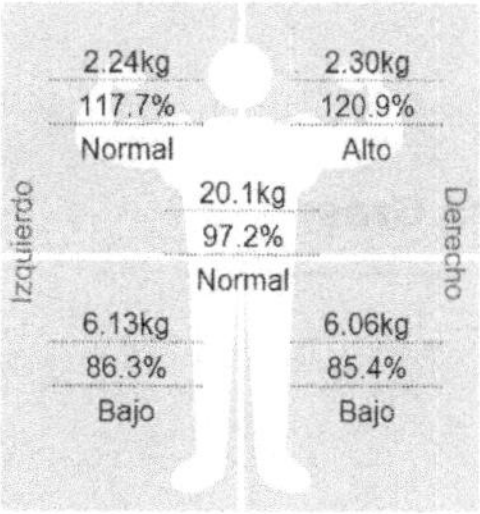

Análisis de Grasa Segmental

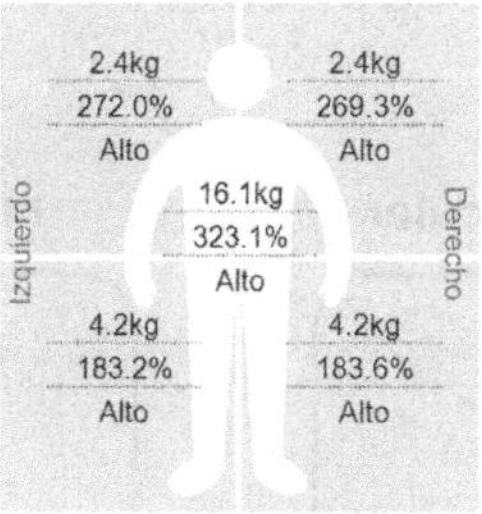

* Se estima la grasa segmental

Historial de Composición Corporal

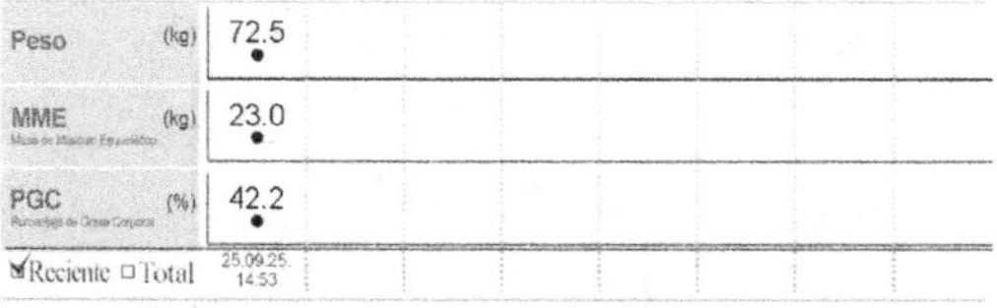

Puntuación InBody

63/100 Puntos

* La puntuación total que refleja la evaluación de la composición corporal. Una persona musculosa puede superar 100 puntos.

Control de Peso

Peso Ideal	54.5 kg
Control de Peso	- 18.0 kg
Control de Grasa	- 18.0 kg
Control de Músculo	0.0 kg

Parámetros de Investigación

Tasa Metabólica Basal	1275 kcal	(1455~1696)
Relación Cintura-Cadera	0.96	(0.75~0.85)
Nivel de Grasa Visceral	16	(1~9)

Análisis de Composición Corporal

Proteínas	8.3 kg	(7.2~8.9)
Minerales	2.98 kg	(2.50~3.06)
Masa Grasa Corporal	30.6 kg	(10.6~17.0)
Masa Libre de Grasa	41.9 kg	(36.8~45.0)
Contenido Mineral Óseo	2.47 kg	(2.06~2.51)

Interpretación de los resultados

Análisis de Músculo-Grasa

Compara la longitud de las barras de Masa de Músculo Esquelético y Masa Grasa Corporal. Cuanto más larga sea la barra de Masa de Músculo Esquelético, más fuerte será el cuerpo.

Análisis de Obesidad

IMC es un índice utilizado para determinar obesidad utilizando altura y peso.
PGC es el porcentaje de grasa corporal comparado con el peso corporal.

Análisis de Masa Magra Segmental

Evalúa si la cantidad de músculo está distribuida adecuadamente por todo el cuerpo. Compara masa de músculo con lo ideal.

Análisis de Grasa Segmental

Evalúa si la cantidad de grasa está distribuida adecuadamente por todo el cuerpo. Compara masa grasa con lo ideal.

Código QR para Interpretación de Resultados

Escanee el Código QR para ver la interpretación de los resultados con mayor detalle.

Impedancia

	BD	BI	TR	PD	PI
Z(Ω) 20 kHz	388.2	402.1	26.9	325.8	317.6
100 kHz	347.1	360.4	23.6	286.1	280.1

Ver.LookinBody120.4.0.0.7 - S/N: F323001215

Ahora, tus resultados:

tu peso

IMC

talla²

- ¿Cómo está tu masa muscular?
- ¿Qué porcentaje de masa grasa tenés?
- ¿Cómo está tu grasa visceral?

Masa Muscular

Masa Grasa

% Grasa

Grasa Visceral

PARTE 2

La biología detrás de tu peso

CAPÍTULO 6

El director de orquesta y los mensajeros del hambre

Las dos caras del hambre

Ahora nos adentramos en el centro de control, en la biología que se esconde detrás de cada decisión que tomás sobre la comida. Creo firmemente que entender cómo funciona tu cuerpo es la única forma de saber dónde está la verdadera alteración en la que debemos trabajar.

Hasta ahora, hablamos de tu historia, de factores que ya pasaron. A partir de este momento, vamos a hablar de lo que está sucediendo en tu cuerpo *ahora mismo*, en un ciclo que se repite todos los días. Esta es la clave para comprender por qué regular tu peso es tan complejo.

No se trata de dietas. Se trata de entender la compleja orquesta de hormonas que hace que tu cuerpo luche por no perder peso o lo recupere con facilidad. Trataré de simplificarlo al máximo, pero lo primero que tenés que saber es esto: todo sucede en la conversación constante entre tu intestino y tu cerebro. Y es tu cerebro el que, en última instancia, dirige la orquesta.

Antes de sumergirnos en esto, volvamos al director de orquesta antes de presentar a la banda. Como te he mencionado previamente, tu cerebro regula el peso corporal mediante el "set point". Al hacer dieta y bajar de peso, el termostato dispara una alarma de "hambruna", forzando a tu cuerpo a activar mecanismos biológicos que revierten la pérdida y aseguran el efecto rebote.

Ahora conozcamos a los actores que ejecutan estas órdenes. ¿Por qué es tan importante? Porque *no sos vos la que recupera el peso, no es tu falta de voluntad.* Es un mecanismo biológico que, si no lo conocés, te mantiene atrapado en un círculo vicioso.

Recordá: solo podemos cambiar aquello que conocemos.

Acto 1: El hambre de necesidad (homeostático)

Este es el hambre más antiguo y fundamental, el que busca mantener el equilibrio energético de tu cuerpo.

1. **El estómago vacío llama:** Cuando tu estómago se vacía, hace dos cosas: envía una señal nerviosa directa al cerebro (a través del nervio vago) y libera a un mensajero clave: la hormona grelina, también conocida como la "hormona del hambre".

2. **El cerebro responde:** La Grelina viaja hasta tu cerebro, específicamente al hipotálamo, y le dice: "¡Es hora de buscar energía!". El cerebro traduce esto en la sensación de hambre que conocés.

3. **La ingesta y la señal de "stop":** Cuando comés, el proceso se invierte. La distensión del estómago es

la primera señal de "basta". Luego, a medida que los nutrientes llegan al intestino, se liberan otras hormonas (como GLP-1, PYY, CCK) que viajan al cerebro para reforzar el mensaje de saciedad.

Claves sobre la grelina que necesitás saber:

- **Es cíclica:** Aumenta antes de las comidas y disminuye después. Si pasás mucho tiempo sin comer, la Grelina gritará cada vez más fuerte, haciendo que tu hambre sea más voraz. Conclusión: pasar hambre no sirve.

- **Se altera fácilmente:** La falta de sueño, el estrés y, sobre todo, las dietas restrictivas, disparan su producción. Múltiples estudios demuestran que, tras una dieta severa, los niveles de Grelina permanecen elevados incluso después de abandonarla.

- **Si tenés obesidad, secretás más grelina:** Especialmente si te sometiste a múltiples dietas, tu cuerpo ha aprendido a defenderse produciendo más de esta hormona. ¡Es tu biología la que se alteró!

Acto 2: El hambre de deseo (hedónico / emocional)

Este es el hambre que no nace de un estómago vacío, sino de la búsqueda de placer, consuelo o recompensa. Es el deseo de comer sin una necesidad calórica real.

Aquí los protagonistas no son las hormonas del intestino, sino los neurotransmisores del cerebro.

- **Serotonina (el hambre de bienestar):** La serotonina está ligada a la sensación de felicidad y calma. Cuando comemos por emociones (tristeza, ansiedad, aburrimiento), a menudo estamos buscando en la comida el bienestar que no encontramos fuera.
- **Dopamina (el hambre de placer):** La dopamina es la estrella del circuito de recompensa. Es la responsable de que comas ese postre que tanto te gusta, aunque ya estés lleno. Comemos por el placer que nos genera, más allá del hambre.

Pero ¿por qué este hambre de deseo es tan increíblemente poderoso?

Aquí se juntan tres factores: un cerebro primitivo, un ambiente moderno y alimentos diseñados para ser irresistibles.

1. **Un cerebro primitivo en un mundo moderno:** Nuestro cerebro no ha cambiado mucho desde la época de las cavernas. Está programado para buscar y atesorar alimentos ricos en calorías (azúcar, grasa) porque en el pasado eran escasos y garantizaban la supervivencia. Hoy, esos mismos alimentos nos rodean, pero nuestro cerebro sigue operando con el mismo software antiguo que nos grita: "¡Comé eso, es energía!".
2. **Un ambiente lleno de disparadores:** Vivimos en un "campo minado" de estímulos que activan nuestro deseo de comer. No es solo una emoción interna; son las señales externas: el olor de una panadería, un anuncio de hamburguesas en la televisión, ver a alguien comiendo helado en Instagram, o simplemente la costumbre de asociar "ver una película" con "comer pochoclos".

3. **El engaño de los alimentos ultraprocesados:** La industria alimentaria ha aprendido a "hackear" nuestro cerebro. Los alimentos ultraprocesados no son simplemente comida; son productos de ingeniería diseñados para alcanzar el "punto de máximo placer" (bliss point), una combinación de sal, azúcar y grasa tan perfecta que cortocircuita nuestras señales naturales de saciedad. Estos productos maximizan el "deseo" (la dopamina que te pide más), incluso cuando el "placer" real de comerlos ya ha disminuido. Por eso a veces seguís comiendo de un paquete de galletitas aunque ya no las estés disfrutando.

¿Qué pasa en el cerebro de una persona con obesidad?

Estudios con resonancias magnéticas funcionales muestran que, al exponer a personas con obesidad a imágenes de comidas muy apetitosas, las áreas de recompensa de su cerebro se activan mucho más intensamente que en personas delgadas. Su control inhibitorio es menor.

De nuevo: *esto es algo orgánico que sucede en tu cerebro, no es falta de voluntad.*

Tu brújula del hambre: Aprendé a diferenciarlos

Distinguir entre estos dos tipos de hambre es el primer paso para tomar el control. Usá esta tabla como una brújula.

Hambre homeostático	Hambre hedónico / emocional
Aparece en forma progresiva a medida que nos alejamos de la comida previa.	Aparece de repente, sin relación temporal al tiempo de las comidas.
Podemos esperar.	Es difícil postergar.
Con la alimentación podemos percibir saciedad y detenernos.	Una vez iniciada la ingesta, no se puede percibir saciedad, lo que hace más difícil parar.
Percibís la necesidad de comer pero no con especificidad a un alimento. Cualquier alimento sacia este hambre. No es selectivo.	Tiende a despertarse ante alimentos grasos, ricos en hidratos de carbono y ultraprocesados.
Tiene síntomas como falta de capacidad de concentrarte. debilidad, languidez, dolor o ruido en el abdomen.	

Dos secretos finales sobre el hambre

1. **El hambre de nutrientes:** A veces, el hambre no es solo por falta de calorías, sino por falta de nutrientes. Tener sobrepeso no significa estar bien nutrido. Las carencias de vitaminas o minerales pueden manifestarse como una sensación constante de hambre.

2. **El secreto de los 20 minutos:** El tiempo importa. Desde que empezás a comer hasta que las hormonas de la saciedad llegan a tu cerebro y este registra la señal de "basta", pasan unos 20 minutos. Si comés muy rápido, podés ingerir una cantidad de comida mucho mayor antes de que tu cerebro tenga tiempo de decir: "¡Suficiente!".

Te invito a un experimento: empezá a cronometrar cuánto tardás en comer. Sé que escuchaste mil veces lo de masticar despacio, pero entender la biología que hay detrás le da un nuevo sentido.

Conocer tu cuerpo te da el poder de cambiar.

CAPÍTULO 7

La señal de stop

Saciación y saciedad

En el capítulo anterior, descubrimos quiénes son los mensajeros del hambre. Ahora, vamos a conocer a los responsables de enviar la señal de *stop*, esos mecanismos que nos dicen: "¡Ya es suficiente!".

Las alteraciones en la capacidad de sentirnos llenos son, en mi experiencia, de los trastornos más frecuentes en personas con sobrepeso y obesidad. Conocer esta biología es fundamental para que puedas identificar qué está pasando en tu cuerpo.

Para empezar, aclaremos dos términos que parecen lo mismo pero son cruciales y diferentes:

- **Saciación:** Es la sensación de plenitud que sentís *mientras estás comiendo* y que te hace parar. Controla el tamaño de tu porción.

- **Saciedad:** Es la ausencia de hambre *después de haber comido.* Determina cuánto tiempo pasará hasta que vuelvas a necesitar comer.

En resumen: la saciación te dice cuándo parar, y la saciedad te ayuda a no empezar de nuevo demasiado pronto. Lograr ambas es un equilibrio delicado entre tu biología, tus emociones y, por supuesto, los alimentos que elegís.

El gran desafío: Estar presente para poder percibir

Antes de sumergirnos en hormonas y nutrientes, tenemos que hablar del requisito número uno para que todo lo demás funcione: tu atención.

Pareciera que en los últimos años comer se ha vuelto un acto devaluado, algo que hacemos mientras trabajamos, miramos el celular o vemos la tele. Pensá en otras actividades cotidianas como ducharte o vestirte. ¿Las hacés en simultáneo con otra cosa? Probablemente no.

Entonces, ¿por qué comemos distraídos?

Si no le dedicamos tiempo y atención al acto de comer, es imposible que nuestro cerebro registre las sutiles señales de saciación que el cuerpo nos envía. Nos desconectamos. Por eso, el primer paso no es cambiar *qué* comés, sino *cómo* comés.

El equipo saciante: Los alimentos que envían la señal de stop

La saciación y la saciedad no se logran llenando el estómago con agua o lechuga. Esos son mitos que solo atienden al volumen, pero ignoran la parte más importante: la señal química que envían los nutrientes. Necesitás un equipo completo de jugadores.

- **LAS PROTEÍNAS (el cimiento):** Son las campeonas de la saciedad. Tardan más en digerirse, por lo que permanecen más tiempo en el estómago, ayudando a la saciación.
    - **¿Dónde las encontrás?** Carnes, huevo, legumbres, lácteos.
    - **Clave:** Sumá una fuente de proteína en TODAS tus comidas, incluyendo desayuno y merienda.
- **LAS GRASAS SALUDABLES (el regulador):** También enlentecen el vaciado del estómago. Pequeñas cantidades son muy potentes para promover tanto la saciación como la saciedad.
    - **¿Dónde las encontrás?** Palta, aceite de oliva, frutos secos, pescados.
- **LOS CARBOHIDRATOS COMPLEJOS Y LA FIBRA (la energía duradera):** La fibra aporta volumen y, junto con los carbohidratos complejos, requiere más tiempo de digestión, lo que ayuda a una liberación de energía más lenta y sostenida.
    - **¿Dónde los encontrás?** Verduras, frutas, legumbres, cereales integrales.

La combinación de estos tres grupos es la verdadera clave. Una ensalada sola puede llenarte por volumen, pero si no tiene proteínas y grasas, la saciedad no se alcanzará y a las pocas horas volverás a sentir hambre.

Detrás de cámaras: la biología detallada de la señal de stop

Ahora que sabés qué alimentos usar, vamos a sumergirnos en la fascinante biología que orquesta todo este proceso.

1. La primera señal: Mecánica (el estómago se estira): Cuando empezás a comer, el alimento llega al estómago y este se acomoda para recibirlo. A medida que se va llenando, sus paredes se estiran. Este estiramiento activa unos sensores de presión (mecanorreceptores) que envían una señal inmediata al cerebro a través del nervio vago. Esta es la primera y más rápida señal de saciación que te dice: "Estoy lleno".

2. La segunda señal: Química (el cóctel hormonal del intestino): Pero el cuerpo es más complejo. No le basta con saber que el estómago está lleno; necesita saber que han llegado *nutrientes* de calidad. Una vez que los alimentos pasan al intestino y se descomponen, las células de la pared intestinal (células enteroendocrinas) detectan su presencia y liberan un cóctel de hormonas. Las tres más importantes son:

- **Colecistoquinina (CCK):** Se libera principalmente en respuesta a las grasas y proteínas.
- **Péptido similar al glucagón 1 (GLP-1):** Se libera en respuesta a todos los macronutrientes (grasas, proteínas y carbohidratos).

- **Péptido YY (PYY):** También se libera en respuesta a los tres macronutrientes.

Estas hormonas viajan por la sangre hasta tu cerebro y actúan en los centros que regulan el apetito, reforzando potentemente la señal de “basta”. Además, tienen efectos en el sistema de recompensa, disminuyendo la motivación por seguir comiendo por placer.

3. La tercera señal: A largo plazo (la voz del tejido adiposo): Finalmente, tu tejido graso también participa en esta conversación. Libera la leptina que le informa al cerebro sobre el nivel de reservas de energía que tiene el cuerpo a largo plazo. En teoría, a más grasa, más leptina y, por lo tanto, menos hambre y mayor gasto energético.

El sistema alterado: ¿Qué sucede en la obesidad?

Aquí es donde el sistema se desequilibra. Está ampliamente documentado que en la obesidad:

- La secreción de hormonas intestinales como el **GLP-1 está disminuida**. El cerebro recibe una señal de saciedad mucho más débil después de comer.
- Se produce un fenómeno llamado **“resistencia a la leptina”**. Aunque el cuerpo produce muchísima leptina (porque hay más tejido graso), el cerebro se vuelve “sordo” a su señal. Es como si alguien te gritara que pares, pero vos tuvieras tapones en los oídos.

Por eso, medicamentos como el Ozempic (semaglutida, que es un análogo de GLP-1) o Mounjaro (Tirzepatida, un análogo dual GLP1 + GIP) funcionan: no son una “píldora mágica", sino una forma de restaurar una señal biológica que tu cuerpo no está produciendo o registrando eficientemente.

Quiero hacer énfasis en esto porque, como te dije al principio, es muy frecuente, y el mensaje más importante es que son cambios en tus hormonas que no podés controlar y la principal causa de por qué regular tu peso puede ser difícil. NO se trata de tu fuerza de voluntad. Si te estás sintiendo estancada y a la deriva, es hora de comprender que no sos vos, son tus hormonas y necesitás un tratamiento médico farmacológico en manos de un especialista para que todo vuelva a funcionar como debe ser.

El tratamiento farmacológico tiene como objetivo RESTAURAR TU BIOLOGÍA.

Pausa práctica: Tu checklist y la escalera del hambre

Ahora, conectemos la teoría con tu experiencia.

MI CHECKLIST DE SACIACIÓN

¿Te identificás con esto?

	SÍ	NO
Como muy rápido, en menos de 15-20 minutos.		
Habitualmente repito porción.		
Mis porciones suelen ser más grandes que las del resto.		
Me cuesta darme cuenta de cuándo estoy lleno.		
Puedo seguir comiendo aunque ya me sienta lleno.		
Casi siempre me queda "un lugarcito" para el postre.		

Si respondiste que SÍ a más de dos preguntas, es muy probable que tus mecanismos de saciación estén alterados.

Ejercicio: La escalera del hambre y la saciedad

Te propongo una herramienta para reconectar con tus señales corporales. Antes y después de cada comida, puntuá cómo te sentís usando esta escala.

1. Extremadamente hambriento
2. Irritable y con mucha hambre.
3. Con muchas ganas de comer.
4. Un poco de hambre.
5. Empiezas a pensar en comer
6. Comienzas a sentirte satisfecho.
7. Estás satisfecho.
8. Te siente lleno.
9. Muy lleno o incómodo.
10. Muy lleno con malestar

Procura no llegar aquí, cuando tienes mucha hambre es muy difícil parar.

Este es el momento de iniciar a comer. Iniciar cuando empiezas a percibir el hambre te ayudará a comer mas lento y disfrutar más.

Este es lugar del equilibrio, es clave que empieces a percibir tu saciedad para poder detenerte a tiempo.

Cuando llegas a este punto tu cuerpo es quién pone el límite. Este lugar es útil para que aprendas a detenerte antes

El desafío es empezar a comer cuando estás en un 4 y parar cuando llegás a un 7. Este ejercicio te ayudará a redefinir tus porciones basándote en tus necesidades reales y no solo en el hábito de “llenarte”.

CAPÍTULO 8

Tu jardín interior

El universo de la microbiota

Hasta ahora, hemos explorado la conversación entre tu intestino y tu cerebro. Ahora, vamos a conocer a los billones de habitantes que viven en ese territorio y que actúan como traductores, mediadores e incluso protagonistas de esa conversación: tu microbiota.

Imaginá que tu intestino es un jardín interior, un ecosistema vibrante lleno de miles de especies de microorganismos (bacterias, virus, hongos) que trabajan sin descanso. Este jardín no es un simple pasajero; es un órgano metabólico activo que cumple funciones vitales para tu salud.

Un jardín sano es diverso, lleno de plantas y flores diferentes que conviven en equilibrio. Una microbiota sana también. Esta diversidad es la clave para mantener un equilibrio que te protege y permite que todo lo que comés sea procesado de la manera más adecuada.

Los tres grandes roles de tu jardín interior

Tu microbiota no solo está ahí, sino que trabaja para vos en tres áreas fundamentales:

1. **Los guardianes:** Forman una barrera protectora en tu intestino, defendiéndote de patógenos y educando a tu sistema inmunitario.

2. **Los alquimistas:** Producen enzimas que nosotros no tenemos, permitiéndonos digerir fibras y extraer energía y nutrientes de los alimentos que de otra forma no aprovecharíamos.

3. **Los mensajeros:** Se comunican constantemente con tu cerebro, influyendo directamente en los circuitos del hambre y la saciedad que ya conocimos.

El jardín en desequilibrio: La disbiosis

¿Qué pasa cuando este jardín pierde su diversidad? Imaginá un jardín descuidado, donde las malezas empiezan a crecer y a ahogar a las flores. Eso es la disbiosis: una pérdida de equilibrio en tu microbiota.

Este desequilibrio tiene consecuencias directas en tu peso y metabolismo:

- **Aumenta la "permeabilidad intestinal":** La barrera protectora del intestino se debilita, volviéndose más porosa. Esto permite que sustancias inflamatorias pasen a la sangre, llegando a órganos como el tejido adiposo y el cerebro, y promoviendo la resistencia a la leptina y a la insulina.

- **Altera la producción de hormonas:** Una microbiota en disbiosis interfiere con la producción de las hormonas de la saciedad que vimos en el capítulo anterior, como el GLP-1 y el PYY. La señal de "stop" se vuelve más débil.

- **Favorece el almacenamiento de grasa:** Ciertos tipos de bacterias son más eficientes extrayendo calorías de los alimentos, lo que significa que, ante la misma comida, una persona con disbiosis podría estar absorbiendo y almacenando más energía.

Está ampliamente documentado que las personas con obesidad tienen una microbiota menos diversa. La buena noticia es que, a diferencia de la genética, este es un jardín que podés cultivar y mejorar cada día.

Cuando los habitantes se mudan al lugar equivocado: SIBO e IMO

Un tema muy importante y casi diría de moda hoy en día es lo que hoy aparece en medios y redes como SIBO.

¿De qué se trata esto? Cuando ciertos "ocupantes" crecen donde no deben, fermentan los alimentos demasiado pronto, produciendo una gran cantidad de gas. Esto se traduce en un conjunto de síntomas muy característicos y molestos. Prestá atención si te identificás con varios de ellos:

- **Hinchazón y distensión abdominal extrema:** Es el síntoma más común. Muchas personas lo describen como "parecer embarazada de varios meses", especialmente después de comer, sin importar qué coman.

- **Exceso de gases:** Eructos frecuentes o flatulencia excesiva.
- **Cambios en el ritmo intestinal:** Puede presentarse como diarrea crónica (más asociada al SIBO por producción de hidrógeno), estreñimiento severo (muy característico del IMO por producción de metano) o una alternancia entre ambos.
- **Dolor o molestia abdominal:** Sensación de retortijones o incomodidad.
- **Malas digestiones:** Sensación de que la comida "cae pesada" o se queda estancada por horas.
- **Intolerancias alimentarias nuevas:** De repente, alimentos que antes comías sin problemas (como la lactosa, el gluten o ciertas frutas) empiezan a sentarte mal.

Este desorden no solo genera incomodidad, sino que interfiere con la correcta absorción de nutrientes y crea un estado de inflamación crónica que puede ser un obstáculo enorme para la regulación del peso y la salud metabólica. Si te sentís identificada con estos síntomas, es fundamental que lo converses con un profesional.

Cómo cultivar un jardín sano: Pre, pro y posbióticos

Para cuidar tu jardín, necesitás tres herramientas fundamentales:

- **Prebióticos (el fertilizante):** Son el alimento preferido de tus bacterias beneficiosas. Se trata principalmente de fibras que vos no podés digerir, pero que a ellas les encantan. Al "fertilizar" tu jardín, promovés el crecimiento de las especies buenas.

  - **¿Dónde los encontrás?** Ajo, cebolla, puerro, espárragos, banana, avena, legumbres.

- **Probióticos (las semillas):** Son microorganismos vivos que podés incorporar para "sembrar" nuevas especies beneficiosas en tu jardín.

  - **¿Dónde los encontrás?** Yogur, kéfir, chucrut, kimchi, kombucha.

- **Posbióticos (los frutos del jardín):** Este es un concepto más novedoso y fascinante. Los posbióticos son los compuestos beneficiosos que tus bacterias producen *después* de alimentarse de los prebióticos. Son, en esencia, los "frutos" de un jardín sano. El ejemplo más importante son los ácidos grasos de cadena corta (AGCC), como el butirato. Estos compuestos son mensajeros clave que viajan por tu cuerpo, mejorando la sensibilidad a la insulina, estimulando la producción de hormonas de la saciedad y fortaleciendo la barrera intestinal.

En resumen, la secuencia es simple: le das prebióticos (fertilizante) a tus probióticos (semillas) y ellos producen posbióticos (frutos) que te sanan.

Tu microbiota es una pieza clave en la regulación de tu peso. La principal acción que podés tomar para mejorarla es a través de tu alimentación, nutriendo a estos microorganismos para que trabajen a tu favor.

CAPÍTULO 9

La montaña rusa de la energía

El secreto de la glucosa

El sobrepeso y la obesidad a menudo vienen de la mano de una condición llamada resistencia a la insulina. Esta es una alteración metabólica clave que puede hacer que bajar de peso sea mucho más difícil si no entendemos cómo funciona.

En este capítulo, vamos a sumergirnos en el fascinante mundo de cómo tu cuerpo gestiona su principal combustible: la glucosa. Entender este proceso te permitirá detectar si algo no está funcionando bien y, lo más importante, te dará las estrategias para empezar a mejorarlo.

La glucosa es la gasolina preferida de tus células. Tu cerebro, tu corazón, tus músculos..., todos la necesitan para funcionar. Pero ¿de dónde viene y cómo la gestiona tu cuerpo?

El ABC de los carbohidratos: Glucosa, almidón y fibra

Para entender la glucosa, primero debemos conocer a su familia, los hidratos de carbono.

- **Glucosa:** Es la molécula de azúcar más simple, la unidad básica de energía.
- **Almidón:** Imaginate muchas moléculas de glucosa dándose la mano para formar una larga cadena. Eso es el almidón, la forma en que las plantas (como la papa o el arroz) almacenan energía. Cuando comés almidón, tu cuerpo tiene las "tijeras" (enzimas) para cortar esa cadena y liberar la glucosa.
- **Fibra:** Ahora, imaginá que esas moléculas de glucosa se unen de una forma más compleja, como si se agarraran de manos y pies. Esa estructura es la fibra. Tu cuerpo no tiene las tijeras para romper esta cadena, por lo que la fibra no se absorbe como energía, pero es fundamental para tu microbiota y para regular la absorción de otros nutrientes.

Por último, tenemos al azúcar de mesa (sacarosa), que es simplemente una molécula de glucosa unida a una de fructosa (el azúcar de la fruta).

El motor en equilibrio: Cómo funciona la insulina

En un mundo ideal, el metabolismo de la glucosa es un baile perfectamente sincronizado.

1. **Comés:** Los carbohidratos de tu comida se descomponen en glucosa, que pasa a tu sangre.
2. **Sube el azúcar:** El nivel de glucosa en sangre (glucemia) aumenta.

3. **El páncreas actúa:** Tu páncreas detecta esta subida y libera insulina.

4. **La llave y la cerradura:** La insulina actúa como una llave. Viaja por la sangre y se acopla a las "cerraduras" (receptores) de tus células, abriéndoles la puerta para que la glucosa pueda entrar y ser usada como energía.

5. **Vuelve el equilibrio:** A medida que la glucosa entra en las células, su nivel en la sangre baja, y todo vuelve a la normalidad.

Este ciclo perfecto debería ocurrir cada vez que comés.

Cuando el sistema se desborda: La resistencia a la insulina

El problema empieza cuando sobrecargamos el sistema constantemente, como si quisiéramos meter 60 litros de nafta en un tanque de 45.

Si consumimos un exceso de glucosa (especialmente de azúcares y harinas refinadas), el cuerpo se enfrenta a un tsunami de azúcar en la sangre. Para manejar la emergencia, el páncreas entra en pánico y libera una cantidad enorme de insulina (muchísimas llaves).

Al principio, funciona. La insulina logra meter la glucosa en las células a la fuerza.

Pero ¿qué pasa con el exceso que las células no necesitan? Se va directo al depósito de reserva: tu tejido adiposo. Así ganamos peso.

Si esta sobrecarga se repite día tras día, las "cerraduras" de las células se cansan de ser forzadas. Se vuelven menos sensibles a la señal de la insulina. Esto es la resistencia a la insulina: hay muchas llaves (insulina), pero las cerraduras ya no responden bien.

La montaña rusa de la glucosa y sus síntomas

Cuando tenés resistencia a la insulina, tu glucemia se convierte en una montaña rusa. En lugar de suaves colinas, experimentás picos muy altos, seguidos de caídas bruscas.

¿Cómo saber si estás en esta montaña rusa? Tu cuerpo te envía señales. Prestá atención si reconocés varios de estos síntomas:

- Cansancio extremo o "bajón" después de comer.
- Necesidad imperiosa de algo dulce al terminar de comer o a las pocas horas.
- Neblina mental o dificultad para concentrarte por la mañana.
- Despertarte de madrugada con hambre o palpitaciones.
- Ansiedad por carbohidratos a lo largo del día.
- Acné, rosácea o problemas en la piel.
- Oscurecimiento de pliegues como cuello o axilas (acantosis nigricans).

Tener estos síntomas no significa necesariamente que tengas diabetes, pero sí que tu metabolismo de la glucosa no está funcionando de manera óptima.

El primer paso para bajar de la montaña rusa

La solución no es eliminar los carbohidratos, sino aprender a consumirlos de una manera que no genere picos bruscos. Aquí es donde reaparece nuestro viejo amigo, el plato equilibrado, pero ahora visto desde una nueva perspectiva.

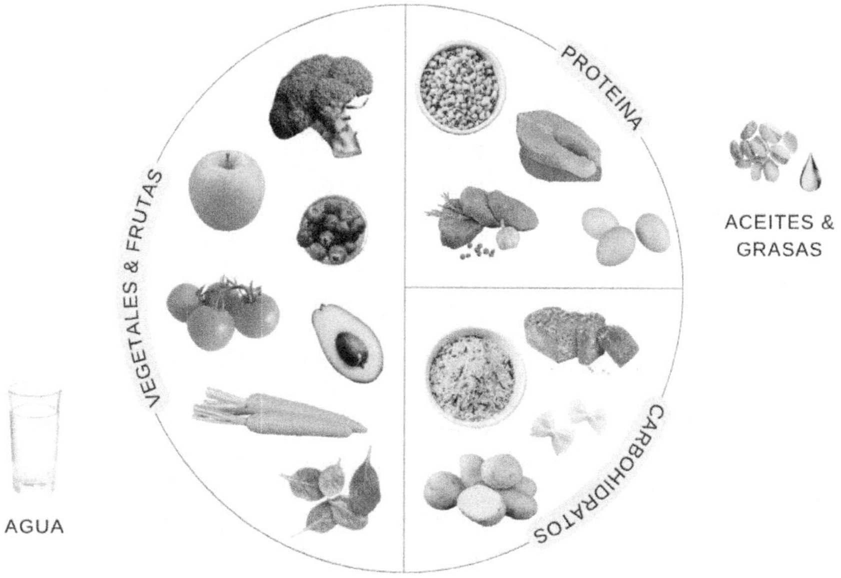

- **Medio plato de verduras (fibra):** La fibra actúa como una red que enlentece la absorción de la glucosa, evitando los picos.
- **Un cuarto de plato de proteínas:** La proteína también ralentiza la digestión.

- **Un cuarto de plato de carbohidratos complejos:** Elegí opciones integrales.
- **Un toque de grasas saludables y ácidos (limón, vinagre):** También ayudan a suavizar la curva de glucosa.

Esta combinación es la estrategia más poderosa para empezar a estabilizar tus niveles de energía, reducir los antojos y mejorar la sensibilidad de tu cuerpo a la insulina.

CAPÍTULO 10

Tu presupuesto energético

La verdad sobre el famoso metabolismo

Llegamos al último capítulo de nuestra inmersión en la biología de tu cuerpo. Hemos hablado del hambre, la saciedad, la microbiota y la glucosa. Ahora, vamos a unir todas las piezas para responder la gran pregunta: ¿cómo gasta energía tu cuerpo? Vamos a desmitificar al famoso "metabolismo".

El metabolismo es todo: cómo ingresa la comida, cómo se procesa, cuánto se absorbe, cómo se usa y cuánto se gasta. Pero para simplificarlo, en este capítulo nos centraremos en el lado del gasto.

La idea del "balance energético" (lo que entra vs. lo que sale) parece simple. Si gastás más de lo que comés, perdés peso. Si comés más de lo que gastás, lo almacenás. Pero, como ya te imaginarás, la realidad es mucho más compleja.

Tu presupuesto de gastos: los pilares de tu metabolismo

Imaginá que tu gasto energético diario es como tu presupuesto económico. Se divide en varias categorías:

1. Tasa metabólica basal (TMB) - Tus gastos fijos (60-70%): Es la energía que tu cuerpo gasta en reposo, simplemente por existir. Es el "alquiler" de tu cuerpo. Como vimos, depende de tu genética, edad, sexo y, fundamentalmente, de tu cantidad de masa muscular.

2. Termogénesis inducida por la dieta (TID) - El costo de procesamiento (10-15%): Es la energía que tu cuerpo gasta para digerir los alimentos. ¡Comer gasta calorías! Y las **proteínas** son las que tienen el costo más alto (20-30%).

3. Gasto por actividad física - Tus gastos variables (20-30% o más): Esta es la parte sobre la que tenés control directo. Se divide en el ejercicio físico programado y el NEAT (toda la energía que gastás moviéndote en tu día a día).

4. Un actor secreto: La grasa parda (la que quema energía): No toda la grasa de tu cuerpo sirve para almacenar energía. Tenés una pequeña cantidad de un tejido fascinante llamado tejido adiposo pardo o grasa parda. A diferencia de la grasa blanca (la que se acumula), la función de la grasa parda es quemar glucosa y grasa para generar calor. Es como tener una pequeña calefacción interna que es metabólicamente muy activa. Aunque su cantidad es pequeña, mantenerla activa (por ejemplo, con la exposición al frío) es otra pieza interesante en el rompecabezas del gasto energético.

Los ladrones del metabolismo: ¿Por qué se vuelve "lento"?

Muchas personas sienten que tienen un "metabolismo lento". No es una excusa, es una realidad biológica resultado de una o varias de estas situaciones:

1. La pérdida de masa muscular: Menos músculo significa una TMB más baja.

2. El ciclo de las dietas restrictivas (adaptación metabólica): Tu cuerpo aprende a sobrevivir con menos energía, volviéndose más "eficiente" y reduciendo tu TMB.

3. Los cambios hormonales (perimenopausia y menopausia): La caída de estrógenos acelera la pérdida de masa muscular.

4. La tormenta perfecta: La combinación de las tres situaciones anteriores, sumada a la resistencia a la insulina.

El objetivo final: Recuperar tu flexibilidad metabólica

Aquí conectamos todo. Un metabolismo sano no es solo un metabolismo "rápido", sino un metabolismo "flexible".

La **flexibilidad metabólica** es la capacidad que tiene tu cuerpo de cambiar eficientemente de combustible según la necesidad. Es como un auto híbrido:

- Cuando comés carbohidratos, quema glucosa eficientemente.
- Cuando estás en ayunas o hacés ejercicio, cambia sin problemas a quemar grasa de tus reservas.

La resistencia a la insulina, de la que hablamos en el capítulo anterior, es precisamente la pérdida de esta flexibilidad. El cuerpo se vuelve rígido, "adicto" a la glucosa, y le cuesta muchísimo acceder a las reservas de grasa para usarlas como energía. Esto te deja atrapada en la montaña rusa de antojos y falta de energía.

Por lo tanto, nuestro gran objetivo no es solo "acelerar" el metabolismo, sino devolverle su flexibilidad perdida.

La gran conclusión de la biología: no estás rota, estás adaptada

Si algo quiero que te lleves de toda esta sección es esto: tu cuerpo no está roto, está brillantemente adaptado a las señales que le has dado.

La buena noticia es que, así como se adaptó para volverse más lento y rígido, también tiene la capacidad de adaptarse para volverse más activo y flexible. La solución no es restringirte más, sino todo lo contrario:

- **Comer suficiente y con la calidad adecuada** (¡especialmente proteínas!).
- **Construir y mantener tu masa muscular** a través del ejercicio de fuerza.
- **Moverte más** en tu día a día (aumentar tu NEAT).

Ahora que conocés las reglas biológicas del juego, estás lista para pasar a la siguiente fase: aprender las estrategias para poner esta biología a tu favor.

BONUS PRÁCTICO: La revolución del NEAT y tu plan de acción

Como vimos, el NEAT es toda la energía que gastás moviéndote en tu día a día. Influenciarlo de forma constante es una de las herramientas más poderosas para inclinar la balanza energética a tu favor.

¿Qué tan poderoso? Uno de los estudios más importantes sobre prevención de diabetes (el "*Diabetes Prevention Program*") demostró que 150 minutos de actividad física a la semana, acompañados de una dieta saludable, eran más efectivos para mejorar el peso y la diabetes que el tratamiento solo con medicación. *Tus hábitos suman, a veces, más que una pastilla.*

Estarás pensando: "¿Y cómo voy a moverme más todos los días?". La clave es empezar a registrarte y sumar de a poco.

Tu plan de acción para despertar el NEAT:

- **Paso 1: Medí tu punto de partida.** Si tenés un smartphone, activá el contador de pasos. Saber cuántos pasos das en un día normal es fundamental. ¿Son 2000? ¿5000? No hay un número bueno o malo, es solo tu inicio.

- **Paso 2: Ponete una meta progresiva.** No intentes pasar de 2000 a 10.000 pasos en un día. Es la receta para el abandono. Un buen objetivo es intentar sumar 1000 pasos diarios cada semana. El objetivo final ideal es alcanzar los 10.000 pasos al día.

- **Paso 3: Integrá el movimiento en tu rutina.** No necesitás "encontrar tiempo", necesitás "crear oportunidades":
    - Subí y bajá por las escaleras en lugar de usar el ascensor.
    - Bajate del colectivo una o dos paradas antes.
    - Mientras hablás por teléfono, caminá por la casa.
    - Buscá un cómplice. Salir a caminar con alguien lo hace mucho más divertido y sostenible.
- **Paso 4: Pedí ayuda.** Si sabés que la actividad física es tu punto débil, contale a tu familia o amigos que estás intentando moverte más. A veces, un simple: "¿Salimos a dar una vuelta?" de otra persona es el empujón que necesitás.

Recordá la regla de oro: de a poco, pero firme. Cada paso cuenta.

PARTE 3

Poniendo la biología a tu favor:

Hábitos que transforman

CAPÍTULO 11

El movimiento como aliado

Tu plan de ejercicio

Llegamos a un tema que puede ser un verdadero desafío: el ejercicio físico programado. Sé que para muchas personas con obesidad, empezar a moverse viene cargado de dificultades: dolor en las articulaciones, la sensación de desadaptación física o, algo muy importante que escucho a diario, la incomodidad de sentirse observado en un gimnasio.

Todas estas razones son válidas y respetables. Pero mi objetivo aquí es mostrarte que, así como existen barreras, también existen estrategias para superarlas. La clave es comprender por qué el ejercicio no es un castigo, sino tu aliado más poderoso. Lo necesitamos para generar un gasto energético, pero, sobre todo, para proteger y fortalecer tu masa muscular, el motor de tu metabolismo.

La pregunta del millón siempre es: “¿Cuál es el mejor ejercicio?”. La respuesta es que depende de tus objetivos. Vamos a conocer tus herramientas.

Tu caja de herramientas del movimiento

Existen tres grandes tipos de entrenamiento. Conocerlos te permitirá elegir el que mejor se adapte a vos.

1. **Ejercicio aeróbico (el corazón en marcha):** Son actividades de intensidad moderada y sostenida, como caminar a buen ritmo, correr, nadar o andar en bicicleta. Es excelente para mejorar tu capacidad cardiorrespiratoria y ha sido el rey recomendado para bajar de peso durante años.

2. **Entrenamiento de fuerza (la fábrica de músculo):** Son los ejercicios que buscan aumentar la fuerza, la potencia y la masa muscular, como levantar pesas, usar bandas de resistencia o hacer ejercicios con tu propio peso (sentadillas, flexiones). Su rol es fundamental para no perder músculo durante el descenso de peso.

3. **HIIT (el acelerador eficiente):** Son entrenamientos a intervalos de alta intensidad. Consisten en períodos cortos de ejercicio muy intenso (menos de un minuto) seguidos de períodos cortos de recuperación. Su gran ventaja es que es muy eficiente en tiempo y se puede adaptar para hacerlo en casa, superando barreras como la falta de tiempo o la incomodidad de ir a un gimnasio.

¿Qué dice la ciencia? (La versión simplificada)

La evidencia científica nos da pistas muy claras sobre para qué sirve cada herramienta:

- **Para perder peso y grasa visceral:** El ejercicio **aeróbico** y el **HIIT** son los más efectivos.
- **Para proteger tu masa muscular (y tu metabolismo):** El **entrenamiento de fuerza** es insustituible.
- **Para mejorar tu salud metabólica (insulina, presión arterial):** ¡Cualquier tipo de ejercicio funciona! Todos suman.
- **Mito derribado:** El ejercicio bien planificado no aumenta el hambre ni la ingesta de forma descontrolada. Es más, ayuda a regular las señales de apetito.

La conclusión es clara: la combinación de entrenamiento aeróbico o HIIT con entrenamiento de fuerza es la estrategia más completa y poderosa.

Tu plan de acción: Construyendo el hábito sin abrumar

Empezar es lo más difícil. La clave es ser compasiva con tu cuerpo y ponerte metas realistas.

Paso 1: El NEAT no se negocia. Antes que nada, recordá el bonus del capítulo anterior. Tu primer objetivo es romper con el sedentarismo en tu día a día. Usá un cuentapasos y proponete aumentar gradualmente hasta alcanzar los 10.000 pasos diarios. Este es tu movimiento de base.

Paso 2: Elegí tu herramienta de inicio. Si estás empezando desde cero, no te lances a una clase de una hora. Eso solo genera dolor y frustración. Una excelente forma de empezar es con ejercicio HIIT adaptado:

- **Meta inicial:** 10-15 minutos, 3 veces por semana.
- **¿Dónde?** Podés encontrar muchísimas aplicaciones y videos online con rutinas para principiantes que podés hacer en la comodidad y privacidad de tu casa.

Paso 3 (opcional): Medí tu intensidad. Si querés tener una idea más precisa del esfuerzo que estás haciendo, podés usar tu frecuencia cardíaca máxima teórica.

La Frecuencia Cardíaca Máxima (FC Máx.) teórica es, simplemente, el número máximo de latidos por minuto (pulsaciones) que tu corazón puede alcanzar al someterse al máximo esfuerzo físico posible resultado de aplicar un fórmula sencilla.

Es un valor clave en el entrenamiento, ya que se utiliza para:

1. Definir la intensidad: Se utiliza como referencia para establecer las zonas de entrenamiento.

2. Medir el esfuerzo: Ayuda a saber si te estás esforzando lo suficiente para mejorar tu capacidad aeróbica o si estás excediendo los límites seguros.

¿Cómo se calcula?

FC Max = 220 – tu edad [Por ejemplo: si tenés 40 años, tu FC Max = 180 latidos por minuto (220-40 = 180)]

¿Por qué se llama FC Max teórica? Decimos que es teórica porque la fórmula 220−edad fue creada a partir de estudios con grupos grandes de personas y representa un valor promedio estadístico. Es una estimación simple. Esto implica que, aunque es fácil de usar, no considera las variaciones individuales. Tu frecuencia cardíaca máxima real y precisa solo puede determinarse mediante pruebas de esfuerzo más rigurosas.

Tomando entonces este parámetro podemos ir al siguiente paso.

Calculá tus zonas de entrenamiento:

- **Intensidad moderada:** 60-70% de tu FCM (Ej: 108-126 lpm).
- **Intensidad alta:** >75% de tu FCM (Ej: >135 lpm).

¡Ojo! Esto es una guía teórica. Antes de exigirte, es fundamental tener una evaluación médica, especialmente cardiológica.

Lo más importante es crear un hábito que puedas sostener. Agendá tus momentos de ejercicio como si fueran la reunión más importante de tu semana. Es un tiempo de dedicación para vos, para construir esa versión más fuerte y saludable que estás buscando. Dejá de postergarte

Claves para un movimiento sostenible (y placentero)

Para que el ejercicio se convierta en una parte de tu vida y no en una obligación pasajera, tené en cuenta estas tres ideas:

- **Rompé la regla del "todo o nada":** Diez minutos de movimiento son infinitamente mejores que cero minutos. Si un día no tenés tiempo o energía para tu rutina completa, no abandones. Hacé una versión más corta, caminá, bailá una canción. La consistencia le gana a la intensidad.

- **Buscá el placer, no el castigo:** El mejor ejercicio es el que disfrutás y, por lo tanto, sostenés en el tiempo. Si odiás el gimnasio, no te obligues a ir. Probá clases de baile, salí a caminar por un parque, practicá yoga, hacé jardinería. Mover tu cuerpo puede y debe ser una fuente de alegría.

- **Escuchá a tu cuerpo:** Habrá días de mucha energía y días de menos. Aprendé a diferenciar el "no tengo ganas" de la fatiga real. El descanso es tan importante como el entrenamiento. Ser compasiva también significa saber cuándo parar.

CAPÍTULO 12

El hábito olvidado

El poder del agua en tu transformación

Después de hablar del movimiento, llegamos a un hábito que parece tan simple que a menudo lo olvidamos: la hidratación. Sé que para muchos, tomar suficiente agua es un verdadero desafío, sobre todo si no estás acostumbrada. Pero quiero que sepas algo: todo hábito nuevo lleva tiempo en construirse, y este, en particular, es uno de los más importantes.

La Organización Mundial de la Salud (OMS) recomienda beber al menos dos litros de agua al día. Pero más allá de la recomendación, quiero que entiendas los "porqués" detrás de este número, para que veas el agua no como una obligación, sino como tu aliada secreta.

Primera razón: tu motor interno necesita refrigerante

Más del **60% de tu cuerpo es agua**. Imaginate que tu cuerpo es un motor de alto rendimiento. El agua es el refrigerante que asegura que todo funcione sin sobrecalentarse. Unos 48 litros de agua en un cuerpo de 80 kg necesitan ser mantenidos y recambiados constantemente.

¿Qué pasa cuando el motor se queda sin refrigerante? Empiezan a saltar las alarmas:

- **Fatiga y cansancio:** Tus músculos (75% agua) pierden fuerza y resistencia.
- **Dolor de cabeza y neblina mental:** Tu cerebro necesita agua para funcionar con claridad.
- **Dolores articulares:** Tus cartílagos se deshidratan y pierden amortiguación.
- **Hinchazón:** Ante la falta de agua, el cuerpo se defiende y retiene la poca que tiene.
- **Piel opaca y seca:** Tu piel es el reflejo de tu hidratación interna.
- **Impacto en el ánimo:** La deshidratación crónica se ha asociado incluso con un mayor riesgo de depresión.

Un dato clave: cuando sentís sed, tu cuerpo ya está en estado de deshidratación. La sed es una señal de alerta, no un recordatorio amable. ¡No esperes a tenerla!

Segunda razón: no todAs las bebidas juegan en el mismo equipo

Un error muy común es pensar que "líquido" es sinónimo de "agua". No es así.

Bebidas como el café, el té o las gaseosas con cafeína tienen un efecto diurético, es decir, hacen que tu cuerpo elimine más líquido a través de la orina. Es como si por cada vaso que tomás, tu cuerpo perdiera un vaso y cuarto.

Por eso, estas bebidas no solo no suman a tu meta de hidratación, sino que te ponen en deuda. El agua pura es la única que hidrata de verdad sin pedirte nada a cambio.

Tercera razón: el servicio de limpieza de tu cuerpo

Cuando estás en un proceso de descenso de peso, tu cuerpo empieza a quemar grasa. Este proceso, aunque es positivo, libera toxinas y subproductos metabólicos que estaban almacenados en el tejido adiposo.

El agua es el vehículo que utiliza tu riñón para filtrar y eliminar todas esas toxinas.

Si no tomás suficiente agua, estas toxinas se acumulan, y es muy común que aparezcan síntomas como dolor de cabeza o malestar general. Muchas personas confunden esto, piensan que "comer sano les cae mal" y abandonan, frustrando todo su esfuerzo.

Una buena hidratación es fundamental para que el proceso de pérdida de grasa sea limpio, eficiente y te sientas bien mientras ocurre.

Tu plan de acción: estrategias para un hábito poderoso

La meta es clara: al menos 8 vasos de agua al día (unos 2 litros). Aquí te dejo varias estrategias para que lo conviertas en un hábito casi automático.

- **La botella a la vista:** Tené siempre una botella de agua en tu escritorio, en el auto, en tu cartera. Si la ves, te acordás de tomar.

- **Creá anclajes:** Asociá el hábito de tomar agua a otras rutinas que ya tengas. Por ejemplo: un vaso grande al despertar, uno antes de cada comida principal y uno antes de irte a dormir.

- **"Saborizá" tu agua (de forma natural):** Si el agua sola te aburre, añadile rodajas de limón, pepino, hojas de menta o algunos frutos rojos. Le darás un toque de sabor sin añadir calorías.

- **Usá la tecnología:** Hay muchísimas aplicaciones en el celular que te envían recordatorios para tomar agua a lo largo del día. Pueden ser un gran empujón al principio.

- **Comé tu agua:** Aumentá el consumo de frutas y verduras con alto contenido de agua, como el pepino, la lechuga, el apio, la sandía o el melón. También suman a tu hidratación total.

Empezá de a poco, pero sé constante. Verás cómo este simple hábito puede tener un impacto gigante en tu energía, tu piel y todo tu proceso de transformación.

CAPÍTULO 13

El botón de reinicio

Cómo el sueño repara tu metabolismo

Llegamos al tercer pilar de tu salud, uno que a menudo sacrificamos en nombre de la productividad o el ocio: el sueño. En los tiempos que corren, dormir bien se ha convertido en un lujo, pero es una necesidad biológica no negociable.

¿Sabías que dormir menos de 6 horas por noche se asocia con un aumento del 38% en el riesgo de desarrollar obesidad? No es una coincidencia. El sueño es el momento en que el "equipo de mantenimiento nocturno" de tu cuerpo entra en acción para reparar, recargar y reequilibrar todos los sistemas. Cuando este equipo no puede hacer su trabajo, el caos metabólico está garantizado.

El viaje nocturno de tu cuerpo: reparación y reseteo

Cada noche, tu cerebro alterna entre dos tipos de sueño, en ciclos de aproximadamente 90 minutos.

- **Sueño No-REM (reparación física):** Ocurre principalmente en la primera mitad de la noche y se divide en sueño ligero y profundo (o de ondas lentas). Durante esta fase, el cuerpo se enfoca en la restauración física: la respiración y el ritmo cardíaco se ralentizan, se liberan hormonas clave como la hormona del crecimiento (fundamental para reparar tejidos y mantener la masa muscular), se optimiza la función inmunitaria y se eliminan los desechos metabólicos acumulados en el cerebro durante el día.

- **Sueño REM (reseteo mental):** Predomina en la segunda mitad de la noche. Es una fase más activa a nivel cerebral, donde el consumo de energía aumenta. Aquí es donde ocurren los sueños más vívidos, se consolidan las memorias, se procesan las emociones y, en esencia, se "resetea el software" de tu cerebro para el día siguiente.

Los ladrones del sueño en el mundo moderno

La sociedad actual ha creado el entorno perfecto para sabotear este proceso vital.

- **La exposición a pantallas:** La luz, especialmente la azul-verde de celulares y tabletas, es el ladrón más potente. Engaña a tu cerebro, haciéndole creer que todavía es de día, y suprime la producción de melatonina, la hormona que le da a tu cuerpo la señal de que es hora de dormir. Además, el contenido que consumimos (redes sociales, noticias, series) puede ser estimulante y mantener a tu cerebro en estado de alerta.

- **La cultura de la hiperproductividad:** Las largas jornadas laborales, los trabajos nocturnos y la presión por estar siempre "conectados" nos llevan a robarle horas al sueño, a menudo entrando en un círculo vicioso de necesitar cafeína y bebidas energéticas para mantenernos despiertos, lo que a su vez empeora la calidad del descanso.

- **Sustancias disruptoras:**
  - **Cafeína:** Puede afectar el inicio del sueño y reducir la cantidad de sueño profundo, incluso si se consume muchas horas antes de acostarse.
  - **Alcohol:** Aunque puede dar una sensación inicial de somnolencia, interrumpe severamente los ciclos de sueño en la segunda mitad de la noche, resultando en un descanso fragmentado y poco reparador.
  - **Nicotina:** Es un estimulante que se asocia directamente con una mayor gravedad del insomnio y una menor duración del sueño, especialmente si se fuma o vapea cerca de la hora de dormir.

El reloj maestro y el caos metabólico

Tu cuerpo funciona con un reloj interno de 24 horas, conocido como ritmo circadiano. Este reloj maestro, ubicado en tu cerebro, se sincroniza con la luz del día y a su vez coordina a todos los "relojes periféricos" de tus órganos (hígado, páncreas, intestino). En un ritmo saludable, la vigilia, la alimentación y la actividad ocurren durante el día (cuando la melatonina está baja), mientras que el ayuno y la reparación ocurren durante la noche (cuando la melatonina está alta).

La falta de sueño o tener horarios irregulares desajusta este reloj maestro. ¿La consecuencia? Los relojes de tus órganos se desincronizan, creando un verdadero caos hormonal y metabólico.

El cerebro cansado: hambre, antojos y malas decisiones

Aquí es donde vemos el impacto directo de la falta de sueño en tu peso.

1. **Descontrol hormonal:** El ritmo natural de las hormonas del apetito se rompe.
    - **Aumenta la grelina:** La "hormona del hambre" se dispara. Un cerebro cansado pide más energía.
    - **Disminuye la leptina:** La "hormona de la saciedad" baja, y tu cerebro se vuelve más resistente a su señal. Resultado: sentís más hambre y te cuesta mucho más sentirte lleno.
2. **Gasto vs. consumo:** Paradójicamente, la falta de sueño aumenta tu gasto energético diario en unas 100 kcal porque el cuerpo está más tiempo despierto y "estresado". Sin embargo, el descontrol hormonal y cerebral provoca un aumento del consumo de energía que supera con creces ese gasto extra.

3. **El sistema de recompensa se desata:** Un cerebro privado de sueño tiene su corteza prefrontal (el "CEO" responsable de la toma de decisiones y el autocontrol) funcionando a media máquina. Al mismo tiempo, las áreas del cerebro asociadas a la recompensa y el placer (como el núcleo accumbens y la ínsula) se vuelven hiperactivas. Incluso se ha visto que se activa el **sistema endocannabinoide**, la misma vía que se estimula con la marihuana, aumentando el placer por comer. Resultado: no solo tenés más hambre, sino que sentís un deseo irrefrenable por alimentos hiperpalatables (ricos en azúcar, grasa y sal), porque tu cerebro busca un chute rápido de placer y energía que compense la fatiga.

En resumen, la falta de sueño crea la tormenta perfecta: *más apetito, menos saciedad y un cerebro programado para tomar las peores decisiones alimentarias.*

Tu plan de acción: Estrategias para un sueño reparador

Mejorar tu sueño es una de las acciones de mayor impacto que podés tomar por tu salud.

- **Creá un santuario de sueño:** Tu habitación debe ser un espacio dedicado al descanso. Mantenela oscura, silenciosa y a una temperatura fresca.
- **La "hora de desconexión":** Una hora antes de acostarte, apagá todas las pantallas. Leé un libro, escuchá música tranquila, date un baño tibio. Dale a tu cerebro la señal de que el día terminó.
- **Consistencia es clave:** Intentá acostarte y levantarte a la misma hora todos los días, incluso los fines de semana. Esto estabiliza tu ritmo circadiano.
- **Luz solar por la mañana:** Exponerte a la luz del sol durante los primeros 30 minutos después de despertar ayuda a "poner en hora" tu reloj interno para todo el día.
- **Cuidado con la cafeína:** Evitá consumir cafeína después de las 2 de la tarde. Su efecto puede durar muchas más horas de las que pensás.

Empezá por una o dos de estas estrategias. Un sueño de calidad no es un lujo, es la base sobre la cual se construyen todos los demás hábitos saludables.

CAPÍTULO 14

Tu cuerpo en modo supervivencia

El impacto oculto del estrés

Llegamos a un tema que, en el mundo moderno, se ha convertido en el telón de fondo de nuestras vidas: el estrés. Desde una perspectiva evolutiva, nuestro cuerpo desarrolló una respuesta al estrés brillante y eficaz para sobrevivir a amenazas físicas inmediatas, como el ataque de un depredador. El problema es que hoy, esa misma respuesta se activa ante una fecha límite en el trabajo, una discusión familiar o el tráfico.

Vivimos con un sistema de alarma diseñado para el Paleolítico en un mundo del siglo XXI. Y esta desconexión tiene un impacto directo y profundo en tu peso.

La alarma interna: cortisol, el mensajero de la emergencia

Cuando tu cerebro percibe una amenaza (real o imaginaria), activa un sistema de emergencia llamado eje hipotálamo-hipofisario-adrenal (HPA). El resultado final de esta cascada es la liberación de cortisol, la principal hormona del estrés.

El cortisol es tu superhéroe en una crisis a corto plazo: libera glucosa a la sangre para darte energía rápida, agudiza tu enfoque y te prepara para luchar o huir. Pero ¿qué pasa cuando la "amenaza" nunca desaparece y vivís en un estado de estrés crónico?

Ese superhéroe se convierte en un saboteador. El cortisol elevado de forma crónica le envía a tu cuerpo una señal constante de que "se avecinan tiempos difíciles" y que debe ahorrar energía y acumular reservas.

El estrés reescribe tu biología

El estrés crónico no solo afecta tus hormonas en el momento, sino que puede llegar a influir en la expresión de tus genes. Pequeñas variaciones genéticas (llamadas SNPs) en genes clave para el metabolismo, como el famoso gen FTO, pueden activarse por el estrés, predisponiéndote a tener un mayor IMC, una menor sensibilidad a la saciedad y una mayor preferencia por alimentos calóricos.

En resumen, el estrés crónico puede "encender" los interruptores genéticos que te hacen más vulnerable a ganar peso.

El secuestro de tus hormonas del apetito

Cuando el cortisol está al mando, secuestra toda la red de comunicación de hambre y saciedad que ya conocimos:

- **Aumenta la grelina y el NPY:** El cortisol potencia la "hormona del hambre" y otros neurotransmisores que estimulan el apetito, especialmente por carbohidratos.
- **Genera resistencia a la leptina:** El cerebro se vuelve "sordo" a la señal de saciedad de la leptina. Aunque estés lleno y tengas suficientes reservas, el cerebro sigue pidiendo más comida.
- **Debilita la señal del GLP-1:** La capacidad de las hormonas intestinales para decir "basta" después de comer se ve disminuida.

El resultado es una tormenta perfecta: más hambre, menos saciedad y un deseo irrefrenable por *comfort food* (alimentos ricos en azúcar y grasa), ya que tu cerebro busca una recompensa rápida para calmar la alarma del estrés.

BONUS PRÁCTICO: Tu plan para gestionar el estrés y sincronizar tu ritmo

Gestionar el estrés no es un lujo, es una necesidad biológica. Aquí te dejo estrategias concretas para empezar a bajar los niveles de cortisol y mejorar tu sueño, dos caras de la misma moneda.

1. **Creá rituales y rutinas:** Tu cuerpo ama la previsibilidad. Establecer horarios regulares para comer y dormir es la señal más potente que podés darle a tu reloj biológico para que se calme y se sincronice. Pensá en los rituales de un niño; tu cuerpo también los necesita.

2. **Cená temprano y ligero:** Cenar temprano permite que tu cuerpo complete la digestión antes de entrar en el modo de reparación nocturna. La calidad de los alimentos, como siempre, es clave.

3. **Sincronizate con la luz:** Exponete a la luz solar por la mañana para "despertar" a tu reloj biológico y usá luces tenues por la noche para indicarle que es hora de descansar. ¡Que tu celular no sea lo primero ni lo último que ven tus ojos en el día!

4. **Limitá los estimulantes y depresores:** Evitá la cafeína después de la merienda. Limitá el alcohol y no fumes, especialmente cerca de la hora de acostarte.

5. **Protegé tus ojos con filtros de luz azul:** Si no podés evitar las pantallas de noche, considerá usar anteojos con filtro de luz azul ("*blue blockers*"). Son una herramienta real y efectiva para proteger tu producción de melatonina.

6. **Creá un santuario de descanso:** Asegurate de que tu habitación sea un lugar oscuro, silencioso y fresco.

7. **Incorporá la calma:** Técnicas como la meditación o la respiración consciente son increíblemente eficaces para bajar los niveles de cortisol. Evaluá si necesitás incorporar unos minutos al día.

Tu ancla de calma: un ejercicio de respiración consciente

Podés hacer este ejercicio en cualquier momento y lugar para aquietar tu mente.

1. **Sentate cómodamente**, con los pies en el suelo y las manos sobre tus piernas. Cerrá los ojos.

2. **Tomá conciencia de tu cuerpo** y tu respiración.

3. **Respirá en un ciclo de 3 tiempos:**

Inspirá contando hasta 3.

Sostené el aire contando hasta 3.

Expirá contando hasta 3.

4. **Repetilo** al menos 3 veces.

CAPÍTULO 15

Tu plato como herramienta

Construyendo tu alimentación

Llegamos al capítulo final de esta sección, el que une toda tu historia y tu biología con la acción más concreta de todas: la alimentación. Si tenés sobrepeso u obesidad, seguramente has escuchado de todo sobre este tema. Por eso, quiero empezar aclarando mi filosofía: **no hay alimentos buenos o malos.** Hay alimentos que son fundamentales, otros que son ocasionales, y algunos que, simplemente, no nos favorecen.

El objetivo de este capítulo es que te sumerjas en el mundo de los nutrientes para aprender a combinarlos de una forma que trabaje a tu favor. Una alimentación de calidad te permitirá alcanzar la saciedad, nutrir tu cuerpo, dormir mejor y tener más energía.

Parte 1: Los arquitectos de tu plato

A. Los cimientos (macronutrientes)

Todo lo que comemos está compuesto por macronutrientes. Entender sus roles es clave.

- **Proteínas:** Esenciales para construir y reparar tus músculos. Son las campeonas de la saciedad. Las encontrás en carnes, pescados, huevos, lácteos y legumbres.

- **Grasas:** Fundamentales para la producción de hormonas. Las grasas saludables son grandes aliadas para la saciedad. Las encontrás en la palta, aceites, frutos secos y pescados.

- **Carbohidratos:** La principal fuente de combustible rápido. La clave está en elegir la calidad. Los encontrás en vegetales, frutas, cereales y legumbres.

- **Fibra:** La directora de orquesta. Regula la absorción de los otros nutrientes y alimenta a tu microbiota. La encontrás en todos los alimentos de origen vegetal.

B. Las chispas que encienden el motor (micronutrientes clave)

La obesidad es una enfermedad inflamatoria. Por eso, además de los macronutrientes, es fundamental que priorices micronutrientes (vitaminas y minerales) con acción antiinflamatoria y antioxidante.

- **OMEGA 3:** Pescados azules (salmón, atún, caballa), semillas de chía y lino, nueces, aceite de oliva.

- **MAGNESIO:** Verduras de hoja verde (espinaca, acelga), palta, banana, frutos secos, legumbres, cacao amargo.

- **VITAMINA C:** Cítricos, kiwi, frutillas, pimientos, brócoli, tomate.

- **ZINC:** Carnes, mariscos, huevos, pipas de calabaza.
- **SELENIO:** Nueces de Brasil, atún, huevo, champiñones.

Parte 2: El ritmo de tu día (las reglas de tiempo)

Tan importante como *qué* comés, es *cuándo* comés.

1. **El ayuno nocturno de 12 horas:** Dale a tu sistema digestivo un descanso de al menos 12 horas entre la cena y tu primera comida del día siguiente.
2. **La cantidad de comidas (no pases hambre):** La cantidad de comidas la define tu hambre homeostático, no el reloj. Si construís bien tus comidas, podés pasar 4-5 horas sin hambre. Escuchá a tu cuerpo.

Parte 3: La práctica en el plato (construyendo tus comidas)

- **La primera comida del día:** Rompé el ayuno cuando aparezca el hambre real. Priorizá un desayuno salado, con **proteínas y grasas saludables**, para estabilizar tu glucosa desde el inicio. ¡La proteína aquí no es negociable!
- **Tus comidas principales (almuerzo y cena):** El orden importa.

    1. **Empezá por la fibra (las verduras).**

2. **Seguí con la proteína y la grasa.**

3. **Terminá con los carbohidratos complejos.**

- **El tamaño de la porción:** Usá un plato playo de 21-23 cm como guía visual. El tamaño define, porque nuestro cerebro tiende siempre a ser completador y llevarte a terminar el plato, achicar el tamaño del plato es una excelente estrategia para mejorar porciones.

Parte 4: Un zoom a los carbohidratos

No todos los carbohidratos impactan igual en tu cuerpo. Su efecto depende de su **Índice Glucémico (IG)**, es decir, la velocidad con la que elevan el azúcar en tu sangre.

- **Alto IG:** Pan blanco, arroz blanco, papa, dulces. Generan picos rápidos de glucosa.

- **Medio IG:** Pan integral, avena, batata.

- **Bajo IG:** Legumbres, la mayoría de las verduras y frutas, quinoa. Generan una subida de glucosa suave y sostenida.

Índice glucémico alto	Índice glucémico medio	Índice glucémico bajo
Pan blanco	Pan integral	Legumbres (lentejas, garbanzos)
Arroz blanco	Arroz integral	Quinoa
Papa hervida/puré	Avena	La mayoría de las verduras
Cereales azucarados	Batata (camote)	Frutos secos y semillas
Galletas de arroz	Choclo	La mayoría de las frutas (manzana, pera, frutos rojos)
Sandía, dátiles	Banana, ananá	Yogur natural sin azúcar

¿Qué debemos evitar sí o sí? El azúcar de mesa (**sacarosa**) y los azúcares añadidos en productos ultraprocesados. Un vaso de gaseosa puede tener el equivalente a 10 cucharadas de azúcar. Son calorías vacías que disparan la insulina y promueven el almacenamiento de grasa.

¿Qué pasa con la fruta (fructosa)? La fruta es saludable por su aporte de vitaminas, minerales y, sobre todo, **fibra**. La clave es consumirla entera. Evitá los jugos, que son básicamente agua con azúcar sin la fibra que ralentiza su absorción.

BONUS: Tu caja de herramientas nutricionales

Herramienta 1: El contador de fibra (Objetivo: 25-30 gr/día)

Alimento	Cantidad	Fibra (gr)
Frutas		
Manzana	1 mediana	4.5
Pera	1 mediana	5.5
Banana	1 mediana	3
Semillas		
Chía	2 cdas	10
Frutos Secos		
Almendras	100 gr	12
Verduras		
Brócoli	100 gr	2.6
Espinaca	100 gr	2.2
Cereales		
Avena	100 gr	10
Arroz Integral	100 gr	3.6
Quinoa	100 gr	7

Herramienta 2: Tu objetivo de proteína

- **Consumo mínimo:** 1 gr de proteína por kg de tu peso.
- **Si entrenás:** 1.5 - 1.8 gr de proteína por kg de tu peso.

Alimento	Cantidad	Proteína (gr)
Pechuga de pollo	100 gr	25
Salmón	100 gr	20
Huevo	1 unidad	8
Lentejas (cocidas)	100 gr	9
Quinoa (cocida)	100 gr	4.5
Yogurt griego	1 pote (170gr)	17
Tofu	100 gr	10

Como siempre digo, calidad y cantidad importan. Si después de aplicar estas estrategias seguís pasando hambre o no ves resultados, es probable que necesites un ajuste personalizado con un especialista. A veces, la biología necesita una ayuda extra, y eso también está bien.

PARTE 4

Construyendo tu Road Map

CAPÍTULO 16

El mapa sos vos

Uniendo las piezas para descubrir tu patrón dominante

Hemos llegado al final de nuestro viaje juntos. Has recorrido tu historia, has desentrañado la compleja biología que te gobierna y has explorado los hábitos que moldean tu día a día. Ahora, es el momento de unir todas las piezas.

Este capítulo no es una lista de reglas finales. Es un taller. Es el espacio donde vos te convertís en la experta de tu propio caso, usando todo el conocimiento que adquiriste para crear un mapa único y personal: tu *Road Map* hacia el bienestar.

La respuesta no está en una dieta mágica, está en entender qué es lo que tu cuerpo necesita. ¿Estás lista?

Parte 1: Tu diagnóstico completo (la foto del presente)

Para saber hacia dónde vamos, primero tenemos que entender con precisión y compasión dónde estamos hoy. Esta sección une tu historia, tus medidas y los datos de tu biología interna.

A. Tus cifras clave:

- Mi IMC es: __________
- Mi % de grasa corporal es: __________
- Mi nivel de grasa visceral es: __________

B. La síntesis de tu historia:

- **Mis puntos de inflexión:** Eventos clave que cambiaron mi peso. Ej: embarazos, cambio de trabajo, duelos.
- **Mi patrón heredado:** ¿Traés el sobrepeso desde la infancia? ¿Repetís la forma de comer de tu familia? ¿Creencias como: "Hay que terminarse el plato"?

C. Tu evaluación metabólica (los datos del laboratorio): Los números de un análisis de sangre no son una sentencia, son información. Son pistas valiosas que nos dicen cómo está funcionando tu metabolismo por dentro. Te recomiendo que evalúes en un análisis completo los siguientes parámetros, te servirá saber dónde estás parada en esto.

- **Hemograma completo.**
- **Metabolismo de la glucosa:** para evaluar este ítem, tomaremos 3 parámetros: glucemia en ayunas, insulina en ayunas y Hemoglobina Glicosilada (HbA1c)

Te dejo a continuación cuáles son los valores a tener en cuenta.

- **Glucemia en ayunas:** Normal: < 100 mg/dL | Prediabetes: 100 - 125 mg/dL | Diabetes: ≥ 126 mg/dL.
- **Insulina en ayunas (insulinemia):** Un valor alto puede indicar resistencia a la insulina. Objetivo ideal: < 10 µU/mL.
- **Hemoglobina glicosilada (HbA1c):** Es el "promedio" de tu azúcar en los últimos 3 meses. Normal: < 5.7% | Prediabetes: 5.7% - 6.4% | Diabetes: ≥ 6.5%.

- **Perfil lipídico y riesgo cardiovascular:** para evaluar estos parámetros es importante que no te bases solo en el colesterol total, la mirada sobre la combinación de estos parámetros es la que nos habla de vos.

  Que deberíamos medir:

  - **Colesterol total:** Objetivo: < 200 mg/dL.
  - **Colesterol LDL ("malo"):** Objetivo: < 100 mg/dL.
  - **Colesterol HDL ("bueno"):** Objetivo: > 50 mg/dL (en mujeres).
  - **Triglicéridos:** Son un indicador clave de cómo metabolizás los carbohidratos. Objetivo: < 150 mg/dL.
  - **Lipoproteína A:** Es un parámetro muy importante a la hora de evaluar riesgo cardiovascular. Este parámetro si está elevado habla de un riesgo cardiovascular genético asociado

que predispone a las personas a mayor riesgo de un evento cardiovascular independientemente de su estilo de vida. Si este parámetro es positivo en vos, necesitás una evaluación más completa.

NOTA: el riesgo cardiovascular no esta determinado solo por valores de laboratorio, sino que se trata de una combinación de factores como por ejemplo sexo, edad, otras comorbilidades. Dependiendo de tu riesgo individual, es probable que necesites tratamiento farmacológico. Los hábitos saludables ayudan, pero no siempre es suficiente.

- **Salud hepática:**
  - **Enzimas hepáticas (GOT/GPT):** Un valor elevado es una señal de alerta de que tu hígado puede estar sufriendo por exceso de grasa.
  - **Ecografía hepática:** Confirma la presencia y el grado de hígado graso.

NOTA: ¿Cuándo preocuparse (y ocuparse) por el hígado graso? El diagnóstico de "hígado graso" (o esteatosis hepática) es cada vez más común, y a menudo es silencioso. La clave no es entrar en pánico, sino entender que es una señal de alerta temprana que te da la oportunidad de actuar.

- **Marcador de inflamación:**
  - **Proteína C reactiva ultrasensible (PCR-as):** Es un "termómetro" de la inflamación cró-

nica de bajo grado en tu cuerpo. Recordá que la obesidad es una enfermedad crónica inflamatoria. Este parámetro puede hablar de la inflamación de la grasa.

- **Función tiroidea:**
  - **TSH (Hormona Estimulante de la Tiroides):** Es el principal indicador de cómo funciona tu tiroides, glándula clave para el ritmo de tu metabolismo.
  - El rango de referencia estándar para la TSH (Hormona Estimulante de la Tiroides) que usan la mayoría de los laboratorios es de 0.4 a 4.5 mU/L (miliunidades internacionales por litro).
  - Muchas veces podemos ver pequeñas elevaciones de la TSH en contexto de obesidad, de ser ese tu caso no dudes en consultar con tu médico y evaluar en conjunto si necesitas más estudios.

Parte 2: El impacto real en tu salud (complicaciones asociadas)

Ser consciente de cómo el exceso de peso impacta en tu salud es el primer paso para revertirlo. Marcá cuáles de estas condiciones están presentes en vos hoy.

- **Complicaciones mecánicas:**
  - [ ] Dolores articulares (rodillas, caderas, espalda)

- [ ] Apnea del sueño / ronquidos fuertes
- [ ] Reflujo gastroesofágico / acidez
- [ ] Várices / insuficiencia venosa
- [ ] Incontinencia urinaria de esfuerzo

- **Complicaciones metabólicas:**
  - [ ] Prediabetes o diabetes tipo 2
  - [ ] Hipertensión arterial
  - [ ] Colesterol y/o triglicéridos altos (dislipidemia)
  - [ ] Hígado graso
  - [ ] Síndrome de Ovario Poliquístico (SOP) / irregularidades menstruales
  - [ ] Gota / ácido úrico elevado
  - [ ] Mayor riesgo de ciertos tipos de cáncer

- **Complicaciones emocionales y de salud mental:**
  - [ ] Ansiedad
  - [ ] Depresión / estado de ánimo bajo
  - [ ] Estrés crónico
  - [ ] Mala relación con la comida / conducta alimentaria alterada
  - [ ] Imagen corporal negativa
  - [ ] Baja autoestima

Parte 3: Descifrando tu biología: ¿Cuál es tu patrón dominante?

En la Parte 1, reuniste los datos objetivos. Ahora, vamos a darle sentido a todo eso. A continuación, te presento cinco "patrones" biológicos. Cada uno describe una historia común y la biología que la impulsa.

Lee cada uno y usá los checklists para identificar cuál es el que más resuena con tu realidad actual. ¿Cuál es la historia principal que tu cuerpo te está contando?

Patrón 1: La montaña rusa de energía

- **La historia:** *"Mi energía es inestable. Me levanto cansada, necesito café o algo dulce para arrancar, y después de las comidas siento un 'bajón' que me deja sin fuerzas. Vivo con antojos de carbohidratos y una sensación de 'neblina mental'".*
- **La biología detrás:** El motor de este patrón es una alteración en tu metabolismo de la glucosa. Años de estrés, mala calidad de sueño o una dieta con exceso de azúcares y harinas refinadas han podido generar "resistencia a la insulina". Tus células ya no escuchan bien la señal de la insulina, lo que obliga a tu páncreas a producir más y más. Esto te atrapa en un ciclo de picos altos de azúcar en sangre (cuando comés), seguidos de caídas bruscas (el "bajón"), dejándote sin energía y con antojos.

- **Checklist de autodiagnóstico:**

¿Sentís un "bajón" de energía o mucho sueño después de las comidas?	
¿Necesitás algo dulce después de comer para sentirte realmente satisfecho?	
¿Experimentás "neblina mental" o dificultad para concentrarte a lo largo del día?	
En tus análisis, ¿la glucemia, la insulina en ayunas o la HbA1c están en el límite o elevadas?	

Patrón 2: El intestino inflamado

- **La historia:** *"Mi principal problema es digestivo. Casi siempre me siento hinchada, con la digestión pesada y mi abdomen se distiende mucho después de comer. Sufro de gases y mi ritmo intestinal es irregular. Siento que ciertos alimentos me caen mal, pero no sé bien cuáles".*

- **La biología detrás:** La causa aquí es un desequilibrio en tu "jardín interior" (la microbiota). Una dieta poco variada, el estrés crónico o el uso de ciertos medicamentos pueden haber reducido la diversidad de tus microorganismos beneficiosos (disbiosis). Esto puede llevar a una mayor permeabilidad intestinal ("intestino permeable"), donde partículas inflamatorias pasan a tu sangre, generando no solo malestar digestivo, sino una inflamación de bajo grado en todo tu cuerpo que dificulta la pérdida de peso.

- **Checklist de autodiagnóstico:**

¿Sufrís de hinchazón o distensión abdominal de forma regular?	
¿Tus digestiones son pesadas o sentís que la comida se queda "estancada"?	
¿Tenés exceso de gases o un ritmo intestinal irregular (estreñimiento/diarrea)?	
¿Has notado que cada vez más alimentos que antes tolerabas ahora "te caen mal"?	

Patrón 3: El hambre emocional

- **La historia:** *"Como principalmente por emociones: ansiedad, aburrimiento, tristeza o incluso para festejar. La comida es mi recompensa al final de un día difícil o mi compañía. A menudo como sin hambre real, buscando una sensación de alivio o placer".*

- **La biología detrás:** Este patrón se origina en tu sistema de hambre y recompensa. Tu cerebro ha creado una fuerte conexión neuronal entre ciertos alimentos (generalmente ricos en azúcar y grasa) y la liberación de neurotransmisores del bienestar como la dopamina y la serotonina. Se convierte en una estrategia de afrontamiento aprendida y muy eficaz a corto plazo para calmar una emoción incómoda, pero que no resuelve la causa de fondo y crea un ciclo de dependencia.

- **Checklist de autodiagnóstico:**

¿Comés a menudo sin tener hambre física real?	
¿Tus ganas de comer aparecen de forma repentina y con un antojo muy específico?	
¿La comida es tu principal herramienta para gestionar el estrés o la tristeza?	
¿Sentís culpa o vergüenza después de comer de esta manera?	

Patrón 4: El metabolismo adaptado

- **La historia:** *"He hecho incontables dietas a lo largo de mi vida. Bajo de peso, pero siempre lo recupero, y cada vez me cuesta más. Siento que mi metabolismo es lentísimo y que engordo 'de aire'. No tengo mucha fuerza muscular y mi estilo de vida es más bien sedentario".*

- **La biología detrás:** Tu cuerpo tiene una memoria biológica. Años de dietas restrictivas le han enseñado una lección: "La energía es escasa, hay que ahorrar". Esto se llama adaptación metabólica. Tu cuerpo se ha vuelto extremadamente eficiente, quemando menos calorías en reposo (tasa metabólica basal más baja). Además, es muy probable que en esas dietas hayas perdido masa muscular, que es tu principal motor para quemar calorías, ralentizando aún más tu metabolismo.

- **Checklist de autodiagnóstico:**

¿Tenés un largo historial de dietas con "efecto rebote"?	
¿Sentís que, comiendo lo mismo que antes, ahora subís de peso más fácilmente?	
¿Te cuesta construir o sentir tu fuerza muscular?	
¿Tu nivel de actividad física diaria (NEAT) es bajo?	

Patrón 5: La saciedad perdida

- **La historia:** *"Mi problema principal es el control con la comida. Cuando empiezo, me cuesta mucho parar y a menudo como más allá de sentirme lleno. Peor aún, al poco tiempo de una comida abundante, vuelvo a sentir un vacío o ganas de picotear. Es como si mi cuerpo nunca recibiera la señal de 'suficiente'".*

- **La biología detrás:** Aquí, el **sistema de saciedad** está profundamente alterado. Por un lado, puede haber una producción disminuida de hormonas intestinales como el GLP-1, que son las que le envían la señal de "basta" a tu cerebro. Por otro lado, tu cerebro puede haberse vuelto "resistente" a la leptina, la hormona que le informa sobre tus reservas de energía a largo plazo. Es como si la línea telefónica entre tu intestino y tu cerebro estuviera dañada: el mensaje de "estamos llenos" no llega a destino.

- **Checklist de autodiagnóstico:**

¿Te cuesta darte cuenta de cuándo estás lleno y a menudo comés de más?	
¿Solés repetir una porción aunque la primera haya sido de un tamaño normal?	
¿A las pocas horas de una comida completa, volvés a sentir hambre o ganas de picotear?	
¿Comés muy rápido, casi sin masticar, en menos de 15-20 minutos?	

Una nota importante: La tormenta perfecta. Es muy probable que, al leer estos patrones, hayas pensado: "¡Pero yo me identifico con varios!". Y eso es lo más normal. Estos patrones no son cajas separadas; están interconectados.

El objetivo de este ejercicio es que identifiques **cuál es el patrón que sentís que hoy es tu mayor obstáculo o tu principal motor.**

Mi patrón dominante es:

____

Parte 4: Tu biología en foco: El mecanismo clave detrás de tu patrón

Ahora que conocés tu patrón dominante, vamos a poner una lupa sobre el mecanismo biológico más importante que está en juego en tu caso. Entender esta pieza clave te dará el poder de elegir las herramientas más efectivas en el siguiente paso.

Leé el párrafo que corresponde al patrón que elegiste. Este es tu foco principal.

- **Si tu patrón es la montaña rusa de energía:**
  - Tu foco biológico principal es la **resistencia a la insulina.** Tu misión es volver a sensibilizar a tus células para que escuchen mejor la señal de la insulina. Cada vez que elegís fibra y proteína antes que un carbohidrato simple, o cada vez que das un paseo después de comer, estás ayudando a estabilizar tu glucosa y a recargar tu energía de forma sostenida.
- **Si tu patrón es el intestino inflamado:**
  - Tu foco biológico principal es la **disbiosis y la salud de tu barrera intestinal**. Tu misión es actuar como la jardinera de tu microbiota. Cada verdura de un color diferente que añadís a tu plato, cada alimento fermentado que probás, es como plantar una nueva flor y fortalecer la tierra de tu jardín interior para reducir la inflamación desde la raíz.

- **Si tu patrón es el hambre emocional:**
  - Tu foco biológico principal es la **neuroquímica de la recompensa (dopamina y serotonina)**. Tu misión es enseñarle a tu cerebro nuevas y variadas formas de obtener bienestar que no dependan exclusivamente de la comida. Cada vez que gestionás una emoción con una caminata, una llamada a un amigo o 5 minutos de respiración, estás creando nuevas y más resilientes rutas neuronales de calma y placer.
- **Si tu patrón es el metabolismo adaptado:**
  - Tu foco biológico principal es la **tasa metabólica basal y la salud muscular**. Tu misión es reconstruir y reactivar tu motor metabólico. Tu herramienta más poderosa es el ejercicio de fuerza. Cada sentadilla, cada peso que levantás, le está enviando a tu cuerpo la señal de que debe dejar de ahorrar y empezar a construir tejido muscular, que es el que más energía consume, incluso en reposo.
- **Si tu patrón es la saciedad perdida:**
  - Tu foco biológico principal es la **comunicación intestino-cerebro (hormonas como GLP-1 y leptina)**. Tu misión es ayudar a tu cuerpo a restaurar la señal de “stop”. Tu estrategia clave es la composición de tus platos. Priorizar la proteína en cada comida, incluir fibra y grasas saludables, y comer despacio son las formas más directas de estimular las hormonas de la saciedad y darle tiempo a tu cerebro para que por fin escuche el mensaje.

Una nota clave sobre el tratamiento farmacológico

Quiero ser muy clara en este punto: si tu lucha principal se centra en el hambre descontrolado, la falta de saciedad o un comer emocional que te desborda (patrones 3 y 5), es muy probable que tu biología necesite más que cambios de hábitos. La ciencia ha avanzado enormemente, y hoy existen tratamientos farmacológicos seguros y eficaces que actúan sobre estos mecanismos. No son una “salida fácil”, sino una herramienta médica poderosa para reparar un sistema que no funciona bien. Considerar un tratamiento con un médico especialista no es un fracaso, es la decisión más inteligente cuando la biología necesita ser restaurada.

EPÍLOGO

Recomendaciones finales para vos

Poniendo el mapa en acción

Ahora que tenés un diagnóstico completo, un patrón dominante identificado y una mayor claridad sobre tu biología, es el momento de pasar a la acción. Esta sección es tu hoja de ruta. No se trata de hacerlo todo a la vez, sino de empezar a dar pasos conscientes y sostenibles en la dirección correcta.

Ahora que tenés un foco claro, vamos a construir tu plan, diferenciando lo que podés empezar a hacer por tu cuenta y cuándo es fundamental buscar ayuda.

Tu caja de herramientas (lo que podés empezar a hacer hoy)

Estas son las estrategias fundacionales que benefician a TODOS los patrones. Elegí 1 o 2 de cada categoría para no abrumarte.

- **Pilares de tu alimentación:**
    - **Proteína en cada comida:** La estrategia número uno para la saciedad.
    - **Aumentar la fibra:** Sumar una porción de verduras o una cucharada de semillas a una de tus comidas.
    - **Incluir grasas saludables:** Añadir una pequeña porción (palta, frutos secos, aceite de oliva) en tus comidas principales.
    - **Asegurar una buena hidratación:** Tomar al menos 2 litros de agua al día.
- **Movimiento consciente:**
    - **Sumar 1000 pasos a tu día:** La forma más fácil de aumentar tu NEAT.
    - **Ejercicio de fuerza (3x20 min/semana):** Prioridad si tu patrón es el "metabolismo adaptado".
- **Regulá tu cortisol:**
    - **Exposición a la luz solar por la mañana:** Para sincronizar tu reloj biológico.
    - **Creá un "atardecer digital":** Una hora antes de dormir, apagá las pantallas y bajá la intensidad de las luces para proteger tu producción de melatonina y preparar un descanso profundo.

Cuándo buscar ayuda profesional (señales de alerta)

Buscar ayuda no es un fracaso, es un acto de responsabilidad y amor propio.

- **Si sospechás SIBO/IMO:** Los síntomas de hinchazón extrema, gases y dolor no mejoran y requieren un diagnóstico y tratamiento específico.
- **Si el hambre emocional o los atracones te desbordan:** Si sentís que la comida controla tu vida, es fundamental el apoyo de un psicólogo o psiquiatra especializado.
- **Si a pesar de los cambios, no ves ninguna mejoría:** Tras 2-3 meses de aplicar consistentemente las herramientas, puede haber una causa subyacente (tiroides, desbalances hormonales) que requiere una evaluación médica.
- **Si necesitás un tratamiento farmacológico:** A veces la biología del hambre y la saciedad requiere el apoyo de fármacos. Esta es una decisión que debe ser tomada junto a un médico especialista.

La mentalidad para un viaje sostenible

Tener el mapa y el plan de acción es fundamental, pero de nada sirve si no ajustamos nuestra mentalidad. Este es, quizás, el paso más importante para que el cambio sea sostenible y compasivo.

1. **Abandoná la mentalidad de "dieta" y abrazá la de "cuidado":** La mentalidad de dieta es un interruptor de "encendido/apagado" (bien/mal) que genera un ciclo de restricción y culpa. La mentalidad de cuidado es un proceso continuo. El foco deja de estar en lo que "no podés" comer y pasa a estar en lo que tu cuerpo **necesita** para prosperar. No estás a dieta, estás aprendiendo a nutrirte.

2. **Practicá la coherencia, no la perfección (la regla del 80/20):** El perfeccionismo es el enemigo del progreso. El objetivo es ser consistente. Si de tus 21 comidas semanales, unas 17 están alineadas con tus objetivos, ¡vas por un camino excelente! Las otras 3 o 4 son para la flexibilidad de la vida real.

3. **Desarrollá tu "GPS interno" para los desvíos:** Te vas a desviar del camino. Es parte del proceso. La diferencia es cómo reaccionás. La mentalidad de dieta te grita: "¡Fracasaste!". Tu nuevo GPS interno recalcula:

    - **Observá sin juicio:** "¿Qué pasó acá? ¿Cansancio? ¿Estrés?".

    - **Aprendé con curiosidad:** "¿Qué me enseña esto para la próxima vez?".

    - **Recalculá inmediatamente:** La siguiente comida es una nueva oportunidad. No hay que esperar al lunes.

4. **Creá tu nuevo tablero de éxito (más allá de la balanza):** Tu progreso real se mide en cómo te sentís. Empezá a medir tu éxito con estas nuevas varas:

- ¿Tuviste más energía esta semana?
- ¿Dormiste una noche entera de un tirón?
- ¿Tu ropa te queda más cómoda?
- ¿Disfrutaste de una comida sin culpa?
- ¿Subiste las escaleras sin quedarte sin aire?
- ¿Manejaste el estrés sin recurrir a la comida?
- ¿Te sentiste menos hinchada?

Estas son las verdaderas señales de que estás sanando de adentro hacia afuera.

Un nuevo comienzo

Este mapa no es una sentencia, es una brújula. Es una herramienta viva que irá cambiando a medida que vos cambies. Lo que has hecho en este libro es mucho más que leer; has aprendido a escuchar a tu cuerpo, a entender su lenguaje y a respetar su biología.

El camino no siempre será lineal. Pero ahora tenés conocimiento, autoconciencia y un plan de acción basado en tu propia realidad. Nunca olvides que la verdadera experta, la protagonista de esta historia, sos vos.

Bienvenida al resto de tu vida.

www.masquetupeso.com

BIBLIOGRAFÍA

- Adamo KB, Ferraro ZM, Brett KE. Can we modify the intrauterine environment to halt the intergenerational cycle of obesity? Int J Environ Res Public Health. 2012 Apr;9(4):1263-307. doi: 10.3390/ijerph9041263. Epub 2012 Apr 16. PMID: 22690193.
- Alessio Fasano, The Physiology of Hunger, N Engl J Med 2025;392:372-81. DOI: 10.1056/NEJMra2402679
- Barakat, et al, Satiety: a gut–brain–relationship, The Journal of Physiological Sciences (2024) 74:11, https://doi.org/10.1186/s12576-024-00904-9.
- Chaput, JP. Et al, The role of insufficient sleep and circadian misalignment in obesity, NaTure revlewS | EnDoCRInologY volume 19 | February 2023, https://doi.org/10.1038/ s41574-022-00747-7
- Daniels, M et al, Overweight in Children and Adolescents Pathophysiology, Consequences, Prevention, and Treatment, Circulation April 19, 2005, DOI: 10.1161/01.CIR.0000161369.71722.10.
- George A. Bray, Beyond BMI, *Nutrients* 2023, *15*,2254. https://doi.org/10.3390/nu15102254.

- Houghton LC, Ester WA, Lumey LH, Michels KB, Wei Y, Cohn BA, Susser E, Terry MB. Maternal weight gain in excess of pregnancy guidelines is related to daughters being overweight 40 years later. Am J Obstet Gynecol. 2016 Aug;215(2):246.e1-246.e8. doi: 10.1016/j.ajog.2016.02.034.
- Hu Z, Tylavsky FA, Han JC, Kocak M, Fowke JH, Davis RL, Lewinn K, Bush NR, Zhao Q. Maternal metabolic factors during pregnancy predict early childhood growth trajectories and obesity risk: the CANDLE Study. Int J Obes (Lond). 2019 Oct;43(10):1914-1922. doi: 10.1038/s41366-019-0326-z.
- Jahanbani, A et al, Human adaptation response to obesity, International Journal of Obesity; April 2025 https://doi.org/10.1038/s41366-025-01791-9.
- Katharina Timper and Jens C. Brü Ning, Hypothalamic circuits regulating appetite and energy homeostasis: pathways to obesity, Disease Models & Mechanisms (2017) 10, 679-689 doi:10.1242/dmm.026609.
- Langley-Evans SC. Early life programming of health and disease: The long-term consequences of obesity in pregnancy. J Hum Nutr Diet. 2022 Oct;35(5):816-832. doi: 10.1111/jhn.13023. Epub 2022 May 10. PMID: 35475555; PMCID: PMC9540012.
- Larqué E, Labayen I, Flodmark CE, Lissau I, Czernin S, Moreno LA, Pietrobelli A, Widhalm K. From conception to infancy - early risk factors for childhood obesity. Nat Rev Endocrinol. 2019 Aug;15(8):456-478. doi: 10.1038/s41574-019-0219-1.

- Laura Salmón-Gómez, Victoria Catalán, Gema Frühbeck, Javier Gómez-Ambrosi, Relevance of body composition in phenotyping the obesities, Reviews in Endocrine and Metabolic Disorders (2023) 24:809–823 https://doi.org/10.1007/s11154-023-09796-3.
- Lowe, M et al, Hedonic hunger: A new dimension of appetite?, Physiology & Behavior 91 (2007) 432–439.
- Maria Laura Ricardo-Silgado, Role of Enteroendocrine Hormones in Appetite and Glycemia, Obes Med. 2021 May ; 23: . doi:10.1016/j.obmed.2021.100332.
- Marlatt KL, Pitynski-Miller DR, Gavin KM, Moreau KL, Melanson EL, Santoro N, Kohrt WM. Body composition and cardiometabolic health across the menopause transition. Obesity (Silver Spring). 2022 Jan;30(1):14-27. doi: 10.1002/oby.23289.
- Michael Rosenbaum, The gut microbiota in human energy homeostasis and obesity, Trends Endocrinol Metab. 2015 September ; 26(9): 493–501. doi:10.1016/j.tem.2015.07.002.
- Nappi RE, Chedraui P, Lambrinoudaki I, Simoncini T. Menopause: a cardiometabolic transition. Lancet Diabetes Endocrinol. 2022 Jun;10(6):442-456. doi: 10.1016/S2213-8587(22)00076-6. Epub 2022 May 4. PMID: 35525259.
- Oppert, JM. Et al, Exercise training in the management of overweight and obesity in adults: Synthesis of the evidence and recommendations from the European Association for the Study of Obesity Physical Activity Wor-

king Group, Obesity Reviews. 2021;22(S4):e13273., https://doi.org/10.1111/obr.13273.

- Oppert, JM et al, Physical activity in management of persons with obesity, European Journal of Internal Medicine, https://doi.org/10.1016/j.ejim.2021.04.028.
- Rubino, F et al, Definition and diagnostic criteria of clinical obesity, Lancet Diabetes Endocrinol 2025,, https://doi.org/10.1016/ S2213-8587(24)00316-4.
- Sumithran, P et al, Long-Term Persistence of Hormonal Adaptations to Weight Loss, N Engl J Med 2011;365:1597-604.
- Vazquez MJ, Velasco I, Tena-Sempere M. Novel mechanisms for the metabolic control of puberty: implications for pubertal alterations in early-onset obesity and malnutrition. J Endocrinol. 2019 Aug;242(2):R51-R65. doi: 10.1530/JOE-19-0223. PMID: 31189134.

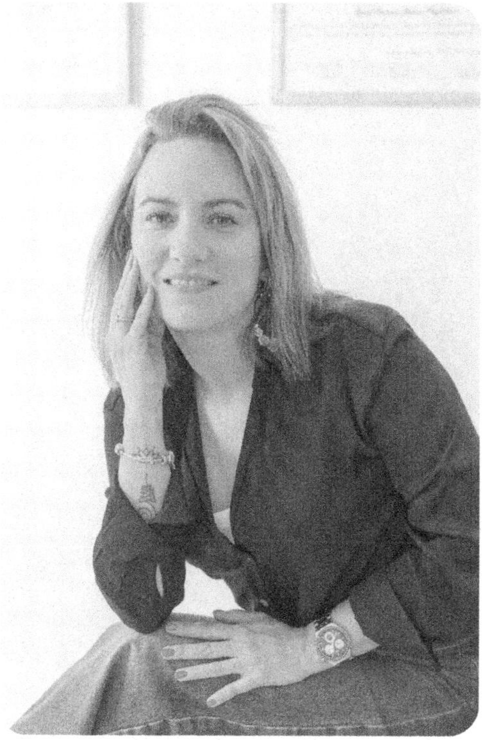

Soy la Dra. Carla Gauna, o simplemente Car para mis pacientes.

Médica con más de veinte años de carrera. Mi camino me llevó de la Medicina Interna a la Nutrición y a profundizar mis conocimientos en Obesidad a través de formaciones nacionales e internacionales.

Participo activamente en sociedades científicas, soy docente de posgrado en Obesidad y speaker en congresos.

Mi práctica va más allá de la ciencia. Mi formación como Coach Ontológico me enfoca en la búsqueda del bienestar integral: la razón de tu peso es mi propósito y con ella busco ayudar a entenderte y transformarte desde la raíz.

Made in the USA
Monee, IL
11 November 2026

68341139R00095